よみがえる健康

血液をきれいにすれば病気は治る

佐野　均＝著

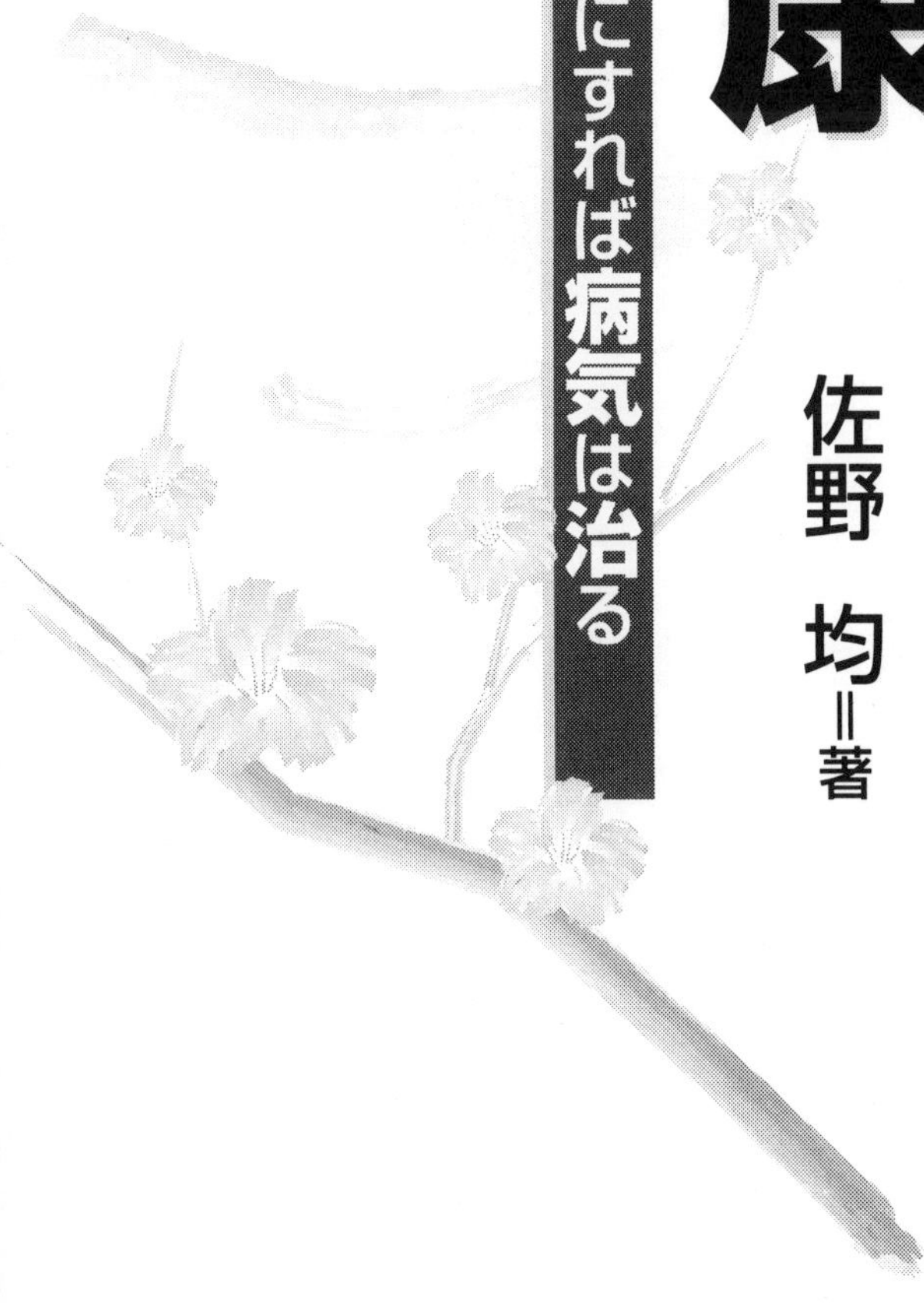

文芸社

まえがき

生来病弱であった私は物心がついたころから長い間、身体を引きずって生きてきました。「病気は浄化作用」であるとの岡田茂吉師の書に触れ、危険な思想と思いましたが、「これが真理である」の一言に、清水の舞台から飛び降りる気持ちで目をつぶって勉強に入りました。

以来約四十年、病気のたびごとに、自分の身体を通してその真実であることが実感され、健康になる道が次第にわかってきました。

中でも自然に順応しての自然（有機）栽培の実施により、土と作物から多くのことを学びました。そして、その農作物でつくりました自然食を通し身土不二ということを改めて痛感しました。

本書は、私なりの実践努力してきました、その体験記です。

よみがえる健康——目　次

よみがえる健康

一　終戦帰還

サイパン放送

初秋を思わせる夕暮のとばりは早いものです。

一日の業務の整理にかかる頃、重苦しい爆音を震わせて米軍の爆撃機Ｂ29の編隊が、南の空から超高空を無気味な姿で北に飛んでいきました。連日連夜の空襲で、毎晩少なくとも一つの都市が消滅していきました。戦争は無残なものとは言いながら、胸の痛みは重なるばかり。超高空のためか、わが国の高射砲陣地からの反撃はほとんどなく、迎撃の飛行機の姿もありません。米軍の一方的な蹂躙のままの、連日連夜の空襲なのです。

南方戦線での相次ぐ玉砕や、沖縄戦も死闘の末に玉砕し、本土間近の戦場さえも、米軍の一方的な攻撃のままでした。

私の部隊も沖縄救援の上陸部隊として編成されたのですが、突然沖縄行きは中止され、相模湾への敵軍上陸に備え、その反撃部隊として御殿場に駐留したのでした。

私は二度目の召集礼状を受けて通信隊に編入され、事務を命じられていました。私の机の上には通信器が置かれ、情報は随時はいって来ました。

毎夜行われるサイパンからの米軍の放送はデマ放送と言われ、私もほんとうにそう思っていましたので、初めは聞く耳をもちませんでした。

毎日の新聞も、勇壮にも皇軍の奮戦と戦果を大きく書きたてていました。しかし、紙面の下の方に小さく外電記事をのせており、その外電記事はわが軍の大敗損害を伝えていました。これがサイパン放送とほとんど同じであったことから、私は私なりに注目し、サイパン放送を正面から聞くようになりました。

ちょうど本土空襲の激しい時でもあり、サイパン放送のとおりに、本土空襲が行われています。敵ながら天晴と思いました。

それに対応出来ないわが軍の無力さを、痛切に思い知らされる毎日でした。

隠密急襲を得意とする日本軍、正面から攻める米軍、力の相違を痛感する毎日でした。

事務所に勇壮な軍艦マーチが流れ始めました。サイパン放送が始まったのです。事務所には私と大田上等兵（仮名）の二人きりでした。

日本国民に告ぐ、
日本国はポツダム宣言を受諾し、八月十五日、戦争は終結する。
日本国の海陸空軍は武装解除され、すべての軍人軍属は郷里に帰るであろう。

そして日本軍に告げ、更に、

朝鮮民族に告ぐ、
朝鮮は日本国から解放され、独立国になるであろう。

と日本語と朝鮮語で放送しました。

ついで台湾に告ぐ、
台湾は日本国から解放され祖国に戻るであろう。

と、日本語及び中国語と思われる言葉で放送をしました。最後は例によって愛染かつらを放送して結びました。

大田上等兵と私の二人は大きな嘆息と共に互いに顔を見合せました。信じ切れない放送です。しかし、昨日までは連日正確な内容でした。今日のも間違いなかろうと思いながらも、そうは思いたくないとの念が強く、私は相手の顔がゆがんで見えました。自分の顔も、見られない形相であったと思います。

きっとデマ放送だ、このことは二人だけのことにし、今晩は黙っていよう――互いに頷き合って頭の混乱を制し、胸苦しさに耐えました。たしか、昭和二十年八月十一日の夜のことでした。

デマであって欲しいと、眠れない一夜を明かしました。

十二日の夜も、同じ時間に、同じ放送が繰り返されました。

二人はその夜、上司に伝えました。もちろん頭から、デマに迷うな、と叱られたのでした。

十三日、下士官室での大声でただならない争いに、部屋の中へ入っていくと、七、八人の下士官が血相変えて争っていました。

「久保川（仮名）、貴様は何という腰抜けだ。デマ放送を真実と思うとは、何という奴だ」

「俺が言うのではない。サイパンの米軍の放送だぞ」

「貴様は迷っている。殺してやる」

私は身の危険も忘れて間に入りました。

「待って下さい。私がサイパン放送を聞いたのです。静かにして下さい。私は毎晩、机の上の通信器にサイパン放送が入るのを聞くともなく聞いておりました。初めのうちはデマと思っていましたが、米軍は放送の通り次々攻撃してくるのです。サイパン放送は、デマだとはどうしても思えない正確な放送を、毎日続けてきています」

東大出身の久保川軍曹もやっと発言されました。一同、がくんと肩を落としたのでした。

十四日、東部軍より「明日八月十五日正午、天皇陛下の玉音放送があるので、部隊全員整列し聞くように」との命令を受領しました。我々通信隊は、仮兵舎の実業学校の講堂に集合することになりました。学校のラジオが毀れていたので通信隊員の手で修理し、講堂の中央に設置しました。

終戦のお言葉（詔書）

八月十五日午前十一時三十分、ラジオを中に、片側に通信隊員、もう片側に学校の生徒が集まりました。正午からの天皇陛下のお言葉は、ポツダム宣言受諾の声はよくわかりませんでしたが、かすかに聞こえました。

「耐え難きを耐え、忍び難きを忍び、以て万世の太平を開かんとす」と低い御声でしたが、よく聞こえました。

お言葉が終っても、大多数の人々には内容がよくわからなかったので、「いよいよソ連に宣戦布告だ」と声をあげて帰る人、わからないと迷っている人、こもごもでした。

私は口惜しさ、悲しさが胸につまり、流れ出る涙をどうすることも出来ず、一人洗面所に行き顔を洗って隊に帰りました。隊の中ではソ連の宣戦布告と思った人が多くて熱気を帯びていましたが、迷っている人も相当あり複雑でした。

「どうした」

同僚から聞かれた私は、「負けたのだ」と言葉少なに答えたのでした。そして、サイパン放送を伝えました。

ほとんどの人がシュンと静まり、空虚な、異様な場になりました。消灯時間がきました。夏の寝苦しさと重なり、横になっても眠れない時が流れました。日本はどうなるだろう、私はこのままオメオメ帰ることになるのか……。

東京をはじめ軍の一部の不穏な動きが命令受領の度毎に入る、不安な一日でした。

私の軍隊歴は、まことに恥しいうちに終りました。第一回召集令状で共に励んだ戦友は南方戦線に征き、相当数が戦死したことでしょう。私は中隊内でただ一人残り、今また帰る――それ等の戦友に何と顔向けが出来ましょう。

第一回の召集では、華々しく出征兵士として送られました。勇躍出征！　壮行会では、日頃から私を最も困らせていた教え子が「雪の五尺も降ればよい　ダンチョネー」と歌ったのが強く印象に残っていて思い出したのでした。

入隊から半年、全員が毎日訓練に励みました。中隊内戦友全員の努力で、大隊査閲では大隊長から、連隊検閲では連隊長から、個人または中隊全員が優秀な成績であると激賞され、中隊長は数人のものを表彰したのでした。その後、南方軍に編入のため、全員征途にのぼりました。しかし、私一人は、幹部候補生として受験のため残ることになりました。

離れがたい思いのなかで戦友を送り、私は学徒動員として入隊してこられた二百名前後の学徒と共に試験に臨みました。学科試験が思ったより良好であったので中隊長は大いに喜びました。そして、「これは二・二六事件で割腹自殺した将校より私に伝わった遺念の刀である。四代目としてお前に渡す」と、仕込刀を渡され、当時自殺した所を教えられた私は、何か身が固くなる思いがしたのでした。

私の中隊長は、陸軍士官学校でも優秀であったようです。東部軍の中で一番の中隊成績を常に意識して行動し、勇猛果敢な名隊長でありました。それだけに、周囲から尊敬されておられたと思います。私を深く愛し、細かい日常茶飯事のことまでよく教えて下さいました。

「ずぼらではいけない。もっと心をこめて、何事にも気配り、心配りが大切です」

「大きなことは、小さなことへの心配りがあってはじめて成し遂げられるのだ」

「軍人勅諭は、軍隊はもちろん社会人になっても皆大切なことばかりだ」

「誠の心をもってことにのぞまなくてはいけない」等々

時に臨み、ことに触れ、細かに諭され教えていただきましたことは、時が経つほど、その一言ひとことの重みを実際の中でわからせていただき、処世上大きな尊い教訓となりました。

ほんとうに私は軽率な人間でした。

中隊長は、私を教育し一人前の人間にして下さるために側に仕えさせたのだと、今でも深く深く感謝し、自らを戒めております。

時折お供をしましたご親戚の方の御立派なことといい、また、日頃の起居動作からも御自身の御出生も思われ深く敬意を表しておりました。ただ、私がそれにお応え出来ず、時々へまをしでかすことがありました。田舎者丸出しの、恥しいこともありました。中隊長の熱い心にも応えられず、私は将校不適格の烙印を押されて不合格になりました。

あるとき、中隊長と、試験官になられた同僚の将校と同席した折、反軍思想と厳しく叱られたことがありました。

満州建国は、五族協和をとなえながら、実際はそれとは程遠いことをしてきた。このたびの大東亜戦では、大東亜共栄圏、民族の独立共存をとなえている。私はそれに全面的に共鳴し、地方においてそれなりに努力啓蒙してきたが、南方よりの帰還者の話によると、様相はだいぶ違っている。これでは各民族から喜ばれる大東亜共栄圏を作るには、軍もいっそう厳しくしなくては――というような生意気な意見を申し上げたのが、反軍思想であり、攻撃する意欲に乏しいとされ、指揮者として不適格の烙印を押されたのでした。

私は出征前に青年学校（国民学校卒業後、上級学校に進学しない者を対象に産業実務教育や普通教育、軍事教育を施した）在職中、校門入口右側の遊休地に花壇を作り、時折作業しておりました。その左側には、アメリカ帰りの中村老人が野菜を丹念に作っておりました。氏は会うたびごとに、物質文化が豊かなアメリカの話を、持ち帰った日用品を見せ、日本の品と比べながら説明をして下さいました。日本とアメリカの国力はあまりにも差があります、アメリカと戦ってはいけません、と氏はよくおっしゃいました。

当時、帰国して間がなかったその老人は、明治の末頃アメリカに渡りました。昆虫採集中のアメリカ人を手伝っていた少年は、そのアメリカ人が国へ戻る際、自分からも望んで付き添ってアメリカに渡り、移民として長く彼の地に滞在したのでした。老人は、白人優越社会での移民の苦労や、数々の排日侮日の話をしてくれました。

私は、東洋地域の植民地化は早く解放すべきだ、それが我々日本人の使命であろう、と思うようになりました。此の度の戦いは正に聖戦であると信じてきただけに、残念でなりませんでした。

出征してきた以上、一日も早く戦地に行きたい、戦友のもとに行きたいと思っている時、四十八時間連続の実戦的訓練が下志津原で行われ、終了と共に部隊編成がなされました。この演習中に誤って右足を負傷した私は隊列から外されてしまいます。入院検査は内科に及び、やがて除隊。戦時下、男子として最も恥しい道を歩んで来たのです。

そして、二回目の召集では、敗戦による憂目を負って帰らねばならないとは――。あまりにも憐れな自分であります。


時間の経つのも忘れ、寝返りを打ちながら、走馬灯のように思い出される恥の経験。夏の夜の汗と共に更に息苦しい一夜になったのでした。

隊の中は次第に乱れていきました。誰が統率しているのか、ぼやけて見えました。中隊よりの外出証を出すのは私の係でしたが、数日して上司の指示を頂き、大幅に緩和しました。外出から帰ってきた隊員が異口同音に言うには、行く先々で「こんな所に兵隊さん達がいるから戦争に負けたのだ。もう貴方達を見たくない」と言われたとか。買うものも買えずにすごすご帰ってくる者もいました。当時、隊は日用品の一部を民間から直接購入していましたので、お互いに大分いやな目に遭ったものです。中には、顔色がまったく変わって帰隊する人もありました。

私も郷里に帰ればこうなんだ、どうしよう？　一人夜空を仰いで嘆息したのでした。

当時、部隊は八月に解散・帰還と決定、それに合わせて毎日のスケジュールは組まれていました。帰還…家族の顔…それにもまして生徒の顔…大東亜共栄圏…八紘一宇の大理想のもとに今次の聖戦を訴えてきた私、帰ったら、まずお詫びしよう。許されないことであろうが、心から詫びよう。そして、時をみて早急に退職することが、私としては良心の責苦から逃れられるせめてものことだと思ったのでした。

それにしても、かつての自分が思い出されました。

昭和の山村の農家は、どこも貧しさに襲われていました。それに、病苦を背負って来た私。新しい土地に新しい希望をもって上京した私も、病苦に絶えられなく帰郷。静養中、一時でよいからと青年学校の専任指導員として雇われ、就職一ヶ月にして文部省視学官の視察を受けました。多くの上司より教員になる道をすすめられ、検定試験を経て教諭として任用され、教職をわが生涯と決心して歩んできましたのも束の間、退職いや逃職しなくてはならないとは。

軍隊に入っても、社会にあっても、共に落伍者の私。自分自身がいやになりました。

八月二十日を過ぎて、部隊解散・帰郷が現実になりました。多くの隊員には、虚脱の中から希望の姿にチラチラ変っていくのが見えましたが、私にはせつない日々でした。

帰還

「ただいま！　負けてしまった！」

「仕方ないね！　元気に帰れて良かったね」

短い言葉の中、母、私、妻、互いに心はふれ合いました。

今年生まれたばかりの長男が、座敷で遊んでいました。呼んだらハイヨハイヨでやってきました。赤んぼうは、見ず知らずの男の顔をじっと見詰めていましたが、誘いに応じてダッコされました。「血の道は違うね」母が言いました。嬉しいやら悲しいやら、無念いっぱいの、何とも言えない力の抜けた苦汁の帰郷でありました。

佛壇の前に座りました。

先祖の皆様、申しわけありません。

戦争は負けました。

私は再度の召集を受け、何一つお役に立ちませんでした。

不忠！　不孝！　名誉ある三千年の国体に、取り返しのつかない汚辱を残しました。

心で腹で、しばらく泣きました。

でも、一億みんな、こうなんだ。私一人ではない。あまり弱気ではいけない。

涙をふいて立ちあがりました。

退職

九月早々、学校に出勤しました。校長職員に挨拶しましたが、誰一人、明るい顔はいません。顔を横に向けたいような、うつむきたいような裡に互いの労をねぎらい合ったのでした。

私は生徒の前で、戦時中の教師としての指導を深く深くお詫びしました。詫びて戻るものではないけれど、それ以外どうすることも出来ません。誰も彼もボーッとしているように見え、返ってくる言葉もありませんでした。

当地には、ガダルカナル島で奮戦玉砕し軍神と讃えられた将校の生家がすぐ近くにありました。我々は、その人を亀鑑として訓練精進してきたのですから、すべての人々が受けたショックは、他にもまして深刻であったと思います。

また、アメリカから引き揚げてきた移民の家族が近くにおりました。その人が役場に駈けこんで、「アメリカと戦うなんて、とんでもないですよ」と、即刻やめるように訴え、多くの町民から蔑視され監視されたのも昨日のことであっただけに、複雑な気持も重なり、まったく気力も失っていました。

私は時を見はからって自分の心中を披瀝し、退職したいと校長に申し出ました。

校長からは、こんな混乱の時こそ留まるよう説得されましたが、再三お願いしました。郡視学官からは厳しく説諭されました。しかし、新しい教育方向に進み切れない気の弱い私。新しい酒は新しい皮袋に——。

十二月三十一日付依願退職の辞令をいただいた時は、何故かほっとしました。

自分自身の進む方向の定まらないというのに。自分では羅針盤もなく、太洋に航海を始めるのだというのに。

台風

私の郷里は東西一キロメートル余の細長い山峡にある集落で、当時は県道と川と鉄道が走り、約六十戸の住宅と農地より形成された、中山間地域でした。

昭和二十年十月五日夜、私達の郷里一帯を襲った台風は、一夜にして周囲の様相を一変させました。当時、台風情報はわからず、敗戦による気力喪失の深夜のことで、私はたたきつける台風になす術もなく、夜の明けるのを待って雨戸を明けて茫然としました。惨状を目の前に、立ちすくんだのでした。鉄道の橋梁三ヶ所が流失、線路約百メートルがえぐり取られていました。濁流は濤々と岩を嚙み、水しぶきを上げ、県道のがけ崩れは十数ヶ所に及びました。七本の谷川の氾濫は土石流を起こし、県道にかかる橋の大小ことごとく流失させ、農耕地二ヘクタール余を埋没させ、数軒の倒壊家屋を引き起こしました。惨憺たる惨状に声を出す人もなく、ほとんどの人がふるえ、茫然自失し、立ちすくんでしまいました。

吼える風、唸る雨音、この世のすべての怒りが吹き出したような一夜、そして翌朝目にしたこの惨状。その復興に手を出す暇もなく、十月十五日、第二回目の台風が又々襲来したのでした。すべての人々がこの世の人とも思われないような虚脱状態となり、その空虚なまなざしは、見ていられない程でした。復員軍人は次々に還り、どの家庭も次第に人数が多くなるのに、耕地の三分の一は失われ、水稲は埋没し、地獄の底を這うような毎日だったのです。

敗戦による打撃に加え天災の重なる衝撃に、ただ動いているだけのように無気力な自分。土石流に埋没した稲穂を、一穂一穂掘り出しては洗ったものです。

道路の崩落土石の片附け、倒木の整理、家の周りの片附け等が進むと、集落内はようやく歩けるようになりました。しかし、すべての橋が流失していたので、隣接の集落との通行は容易ではありませんでした。物資の入荷はまったくなく、配給米の受領には、山や川を越えて一日がかりの運搬を要し、陸の孤島の生活を強いられたのでした。

復旧作業には数年を要しました。また、鉄道の完全復旧までには七、八年要したと思います。人命を失わなかったのが、せめてもの幸いでした。

病魔

台風の災害復興に努力して、ようやく生活にも不足品ながら安定の兆しが見えてきた昭和二十三年、その疲れも手伝ってか、私は足腰がひどく弱まりました。医師からは腸脚気と診断されました。昔から脚気が腹に入れば終りだと言われてきました程に、周囲の人は私の生命の危険を感じていたようでした。病気見舞に来られた方々の顔からも、何となくそのように感じられました。

私自身も病床で尋常でないものを感じましたが、その奥では、生きてゆく自分の力が予測され、病気を乗り越えられると思っておりました。その後、快方に向って床払いを致しましたが、私は自分が以前とだいぶ異なる身体になっていることに気づきました。

爾来、ビタミンB1剤や注射、食事療法に気をつけ、毎月少なくとも一回は按摩マッサージ師にかかって、ようやくピンチを切り抜けました。

以来三年間、療養につとめ、どうやら健康らしい身体になりました。しかし、夏でも水の中に入ることは出来なくなり、集落の共同作業等には大変迷惑をかけ、自分としても引け目を感じることが時々ありました。

私は何故弱いのか。物心のついた小学生の頃から、他の人に比べて弱い私。ときどき病気に罹り、学校もその都度休む。運動も思うようでなく、体操の時間も時折休んでは校庭の隅で見学。「あの児が健康なら社会に出てもきっと働くんだがなあ」聞くともなく聞こえた先生方の会話に、〃すみません〃と陰で思っていた私でした。

自分の身体を自分でどうすることも出来ない私。いろいろな人がアレコレ教えて下さり、それを試みてもみましたが、身体を変えることは出来ませんでした。

或る時、学校から「ただいま」と家にはいると、母がシクシク泣いていました。

「どうしたのですか?」

暫らくして母は顔を上げ、

「さきほど行者さんが見え、お前の運勢をみてもらったのです。そしたら、〃この子は身体が弱く意気地がないので、社会に出ても使いものにならない〃と――」

長男の私にすべてをかけている母、今にきっと良くなると期待をかけてきた母だけに、その落胆は言い知れない程でした。

「私も何とか頑張ります」

母に済まなく、このことを思うと今も涙が出ます。

思えば十歳の時、私は姉に連れられて富士川を渡し船で越え、山の中腹の神様に御礼参拝に上りました。

出発の折、母が、

「お前は生れ落ちたとき虫の息で、一週間の見通しが立たなかった。私は床の中から〝この児を生かして下さい。十歳になりましたら、御礼参りに上ります〟と祈ったのです」

そして、私が十歳になったとき、母は貧しい中で小さな旗を用意し、「これをおあげして、お礼参りをして来なさい」と、姉と二人で参拝に出してくれたのでした。

物心つくから私は、頭痛に腹痛、歯痛、耳鼻咽喉、胃、そして時々の怪我等、医師にかからないのは眼だけだったと思います。友達と飛んで遊べばすぐ疲れるし、やはり自分は生れながらの腺病質で、どうすることも出来ないのかもしれない――そんなことがアレコレ思い出されました。「私は行者のいう通りの人間かもしれない。でも自分なりに一所懸命努力すれば、きっと何とかなる」と、自分で自分を励ますより他にありませんでした。

身体の不調で選手になれなかったこと、大切な試験の日に病気で休んだこと、遠足に行けなかったこと……、走馬灯のようにいろいろなことが思い出され、尽きることがありません。

家族も、復員帰還した弟達は家を出て独立し、学生だった弟は卒業、就職したので、母と私達夫婦に四人の子供の七人暮しになりました。私の身体も次第に元気になり、自分のことはもちろん、集落のことでも活動できるようになっていきました。しかし、真の健康への道は見えず、扁桃腺炎にはルゴールやビタミンB1剤と注射、薬、総合栄養剤等々、自分だけの専用薬箱を作り、毎日服用しておりました。

　このように、薬の服用と医師の診察を重ねるなかで、私はようやく健康に向い、働ける身体になっていったのです。

　病気ということについて、私はアレコレ思いました。

　私は何故病気をするのか。一つの病気がなかなか解決しないのは何故か。病気が治るとはどういうことなのか――医師から治ったと言われても、病気の当人が身体に異状を感ずるのは何故か。薬というものは真に効くのか。また、生れてすぐから病気であった自分、人間には運・不運があると言うが、それは何故か。

　しょせん私は運の悪い生れ、運の悪い人生であるわけです。どうすれば運がよくなるのか。私は一生、運を変えることは出来ないのか。一生苦しみの中に終るのか。

　これが、お釈迦様の申された苦娑婆であり、生老病死皆苦なのか。では、人間は苦しむために生れたのか等々。

　解決の見通しのない大きな課題を、私はますます様々にこねまわしておりました。

二　病気の苦しみ

夫婦の病気

真に健康でない私が冬中寒さに耐えて作業をしたためか、腰部が非常に冷たく固くなって便秘になりがちになり、肛門部の重苦しさから痛みを感じたのは昭和三十四年のことでした。東京高輪台の病院で診察していただきましたところ、肛門周囲炎と病名が決まり手術をすすめられました。

従兄弟に話しましたら、

「それは痔瘻《じろう》だよ。私も多少あるが、独逸製のこの薬を使えばよく効くよ」と教えてくれましたので、早速その薬を購入し、今までのものに代えて使用しました。一時はそれで非常に良くなったのですが、それも束の間で以前より悪くなってしまいました。そこで、薬を更に増量使用したのでした。

頭髪がどんどん抜けていきました。医師は副作用とは言わず、「年齢ですね」とのことでした。当時、肛門の周囲に三ヶ所の穴があり、微量ながら大便が漏れておりました。

手術の手配をと計画しました矢先、妻が急病で入院しました。病院では肝臓病と診断を下しました。

私は毎日のように妻を病院に見舞いました。その部屋には、肝臓腎臓の重症者が多く、帰らぬ人がよくあると世間で言っているそうだと聞き、何となく不安になったものです。

ちょうどその頃、先輩からある人を紹介されました。私はことわったのですが、その真剣さに打たれて訪問することになりました。

「よくいらっしゃいました」そこは行者の家でした。先輩は次々に起こる私の不幸を心配して、私のことを行者に相談したのでした。このようなことは、今まで程遠いことでしたが、不幸続きの私は気が折れて、素直に向かう気になりました。

私はまず、妻の病気のことを申しました。すると、即座に一言、

「七月になれば死にます」

私は驚き、

「何故ですか」

「本命的殺に入っています……方角が悪いのです」

「妻は急病で、医師の紹介で今の病院にお願いして特別に入院したのです。方角が悪いからといって早急の退院は出来ません」

「それならあきらめなさい」

その言葉は厳として、表情は不動でした。

「貴方は先祖様にお参りしますか」

「お盆以外はあまりしません」

「観音経を知ってますか」

「禅宗の修證義なら学んだことがあります」

「そのお経を仏様にあげなさい」

私は言われたことをしようと思いました。行者はしばらくの間、何か行じておりましたが、

「貴方は今、大変な時にあります……今までは金運も非常に良かったのですが、もう下り坂です。五十歳以上は読めません。どんなに延びても、六十歳まではまったく見えません」

私は深い歎息をつきました。

妻は逝き、私も病弱の中に逝く、子供の行く末は！——私は二、三の質問を繰り返しました。そういう私をジッと見詰めていた行者は、しばらく瞑目し何か祈っているようでした！　そして、

「ヒョッとするとヒョッとする！」

と腹の底から叫んだのです。

「貴方を助ける人がある……貴方の守護霊は八幡大菩薩です……貴方は観音様を信仰しなさい。きっ

と活路が開けます」

行者は「日蓮宗の観音経です」と唱えました。

帰宅した私は、深夜、一人静かに仏前に坐しました。静寂に包まれた周囲に、灯明がいっそう明るく感じられるなか、私は静かに修證義を朗読したのでした。何故か涙が流れ出ました。仏壇への参拝は毎夜繰り返されました。

病院の妻の容態は不思議にも一日増しに回復に向かい、六月中旬には退院しました。その後、六月下旬の検診で医師から太鼓判を押され、七月一日の検診では、これで終わりますと言われました。

七月一日の検診は、近所の友も一緒でした。機嫌よく帰宅した妻は、「ただいま」と言うなり玄関に倒れてしまいました。しかし、しばらくすると元気を取り戻しました。行者の言われた「七月には死にますよ」の型であったのでしょうか。

痔瘻で倒れる

私が住んでいた集落では当時、簡易水道第二期工事として残り全戸が加入する工事をお盆までに完了させる予定でした。私はその責任者として皆と共に作業をすすめ、八月上旬、工事は完了しました。その頃から私は痔瘻が更に進行し、お盆すぎに医師に診察していただいたところ、「ひどい痔瘻だ。手術以外ないです。他の治療は無駄です」と強く言われました。

間もなく、高熱と臀部の化膿肥大で私は床に就いてしまいました。寝ついてから二日目のこと、近所に住んでおられる遠藤様が見え、枕元に本を置くと、何やら手を翳《かざ》すのです。私は、病気で苦しんでいるのに失礼ではないかと詰問しました。遠藤様が帰った後、多少苦しかったけれど、ものを読むことは出来ましたので、その本を開いてみました。

そこには、病気は浄化作用であるとか、真理に外れていると病気になるとか、今までまったく知らなかったこと、私の常識を覆えすこと等が書いてありました。病気には種々疑問をもっていた私も、あまりのことにただ啞然としてしまいました。病気は悪化作用であり、細菌による伝染その他生命に関わる危険なものであることは世間の常識です。それなのに、何という危険な考え方でしょうか。しかし、確信をもって説いているのに気が引かれたのでした。

もし病気が浄化作用なら、私の病気も解決する。健康になれる。真実か！

遠藤様は毎日お見えになって手を翳しました。日本医術浄霊（以下、医術浄霊と記す）とのことでした。そのおかげか、私は何だか苦しみが和らいだ感じがしました。すすめられるままに、ご持参のトウモロコシも食べました。その味の良かったこと。自然栽培といって、化学肥料を施さないで作ったものであるとの説明でした。私の家のトウモロコシとくらべてあまりにも味が違うので、自然栽培とは何か、どんな作り方なのか、不思議に思ったのでした。

やがて、化膿している部面から毎日相当な量の膿汁が排出されるようになり、何だか軽くなったようで、身体もらくになりました。

遠藤様は、「膿は身体の不純物です。相当排泄されたので、それだけ病気も軽くなったわけです」と、わけのわからないような、理解に苦しむような説明を、何度も何度も繰り返しておられたのでした。

病気は悪化作用ではないのか

「私は毎月勉強に行っているのですが、その先生が見えていろいろお話もして下さいます。私の話ではわかりかねることもあるでしょうから、私と一緒に勉強してみませんか」

ある日、遠藤様からこうすすめられ、そこへ案内されました。先生という人は、身体の大きい、まだ若い方でした。七、八人の人が集まって話が進んでいました。話の中途で私が紹介されました。私は、こんな若い人に何がわかるかと思いましたが、〝病気は浄化作用〟ということを知りたかったので、隅に坐して聞いていました。

「質問がありますか」との一言に私は、

「病気は浄化作用と書いてありましたが、どういうことですか」

と聞きました。

「浄化作用ですから、浄化する作用です」

「それではよくわかりませんので、具体的に質問します。私が肺病とします。長い療養の末、医師から治りましたと言われて退院しますね」

「君、それは治ったのではない」

「医者が治ったと言ったではありませんか」

「医者はそう言うでしょうが、それは治ったのではなく、肺病を固めたのです」

「では、治ったというのはどうなることですか」

「肺の中の黒く固まった部分が全部外に出されて、生れたままのきれいな肺になった時、治ったというのです」

「そんなことが出来ますか」

「出来ます」

「それでは医学と違いますね」

「医学はかため療法といって、病気を肺の中に固めるのです。それがレントゲンでは黒く映りますね。それはほんとうの治り方ではないのです。その黒い部分を全部外に出さなければいけないのです」

「そんなことが出来ますか」

「出来ますとも。現にこの私が、肺病で休んでいました。しかし、今はこんなに元気になり、ピンピン毎日働いております。でも、まだ肺の中によごれた血がありますので、時々出て来ます」

そう言いながら、その先生は痰を壺に出しました。

「病気の素は、体内の汚濁の毒素です。それがある所に集中した時、医者は病名を付けるのです。それを排除しようと熱が出るのです。熱によって毒素は外に出ます。その排泄作用が終われば、その内臓は元気になります。ですから、病気は浄化作用なのです」

私は大きく歎息をつきました。

ほんとうにそうなのか！　ほんとうかもしれない！　それでしたら、私も健康に、元気になれるかもしれない。

帰路、秋の夜空には、星がきらきらまたたいていました。あの苦しかった痔が、苦痛も少なくなり、こうして歩けるようになった、何の薬も使わなかったのに。遠藤様が手を翳したことと、無肥料のトウモロコシを食べただけなのです。

医学で不可能なことが、可能だという。

真理に外れているから病気になるのだという。

真理とは何か。

私の生活は真理に外れているのか。

とまれ、健康になりたい。元気になりたい。我慢の毎日ではなく、楽しい毎日でありたい。一歩深く勉強してみようか——不安と希望が錯綜しました。延び延びになっていた痔瘻の手術、今の病気を試してみようか、今まで延ばしてきた手術だ——。何時の間にか、わが家の玄関に立っていました。

私は幾日も幾日も考えこんでいました。

あの先生の言葉は不動でした。

自分の身体で体験したこと、そして、そのままの今の姿。まだ痰は出ている。痰も汗も出るほど良い。出てしまえばきれいな身体になると！

今の医学と反対のこと、それを淡々と説かれた姿。満更嘘ではない。そして、それに聞き入る、取り巻いている人達の輝く眼。病院の空気とは反対でした。迷っているとか、過信しているとか、そういうものは感じませんでした。あの人達も多かれ少なかれ体験しているのかもしれません。体験を通して取得している、ある何ものかが、あの人の一言一句への頷きになっているのかもしれません。

私は今まで、種々の治療を試みてきましたが、こんなに肌に沁みこんでくるようなことはありませんでした。あの晩の対話は、真実そのものであったと思います。これまでの私の人生、それは、病気を引きずっての毎日でした。

私は苦しかった。でも母は、すでに父を亡くして一人の母は、私以上に心を悩ましているかもしれない。すべてを私に託して生きてきた母。健康になれる道があるのなら、たとえけわしい道であっても、家族のためにも勉強してみよう——軟弱な私もようやく心が定まりました。

試練の船出

十月のある日、教えられた地図を頼りに甲府市の南にある先生のお宅を訪ねました。今という時について、病気は浄化ということについて、食物について等、世界救世教教祖・岡田茂吉師（以下、岡田師と呼称）の説かれる真理の道をお教えいただいたのですが、なかなかむずかしいものでした。

現代医学は病気を押さえて固めて治す、薬は毒劇物をうすめて使用しているので多量に使用すれば薬害が発生するから使わない方が良い、食品に添加物を使用しているのはよくない、人間は自然のものを食することが健康に連なる――こういったことは理解出来ました。しかし、薬を使わなくても病気が解決するということや、特に農業には化学肥料や農薬はよくないというのなどには強い反発を感じました。

とはいえ、痔瘻も小康状態になったので、私の心も落ち着き、言われるままのやり方で痔瘻を治してみようと、心は次第に傾斜していきました。

親戚知人のなかには、迷ってはいけない、薬を使用せずに病気を治すなんてとんでもない、と忠告してくれる人も多くありました。

私は、これ以上の勉強は入会しなくてはならないと思いました。

「虎穴に入らずんば虎児を得ず」

目をつぶったような気持、清水の舞台から飛び降りる気持で世界救世教に入会の手続きをしたのでした。

そして昭和三十六年一月二十二日、私を含めて八名が一緒に入信しました。

七人の顔はみな輝いて見えました。社会的にもご立派な方が多く、私は自分がどことなくみじめに感じました。

七人の皆様は各々、それなりの感動や喜びの姿に見えました。それに対して、浄化作用の真偽を確かめたくて入会した私であっただけに、周囲から見ますと、一人奇異な感じを与えていたかもしれません。

三　健康への道

現実に揺れる

痔瘻《じろう》は、一進一退を繰り返しながらも次第に身体が軽くなり、何となく希望のもてる年始めになりました。

按摩マッサージも一月からは取り止めました。振り返ってみれば十三年間、毎月マッサージに通院したのでした。医術浄霊を受けているためか、今まで使用した薬の臭いが肌から出ていくようでした。汗を流せば下着は黄色に染まり、生薬の臭いもつき、肌着はすべて時々取り替えました。

お小水は黄茶色の時が多く、薬の臭いが時々しました。また、お通じは回数も多くなり、やはり強い異臭が時々ありました。

食欲は何時も旺盛で、肩は軽くなり、自分が快方に向かっているのがよくわかりました。頭髪の脱毛は止まって禿になるのを免れ、足腰も軽くなりました。

先生が自分の痰を指しながら、「出るほどよいのです」とおっしゃった一言に、自分の体験を通して頷け、浄化とはこういうものかなと感じてきました。

大小便や汗垢が出るほど、身体が軽快になっていく――かたくなな私もようやく、「出るものはみんな悪いものだ。出るほど良いのだな」とわからせていただきました。

ああ、痔瘻を手術しなくて解決したのだ――。

一年経ったころには、健康になり、周囲の人も驚いていました。強情な私はそれでも、あるいは偶然かもしれない、治る時が来ていたのかもしれない、ひょっとすると、以前に使用したあのたくさんの薬のどれかが効いたのかもしれない等々、心は揺れるばかりでした。

友の家を訪問しましたときのことです。その家の奥様が私にこう尋ねました。

「家の主人は誰にも言えない○○の重難病です。片方は手術しましたが、他の方も取らないと生命にかかると医師から宣言されております。最近の佐野さんは、見違えるほど元気におなりです。どうしてお元気になったのですか」

私は一部始終を話しました。

すると奥様は、家の主人にも教えて下さい、とおっしゃいましたが、私は、今は体験中なので、自分が更にわかってから教えます、と断りました。しかし、奥様は重ねて「今の貴方を見て良くわかりますので、主人をそこに案内して下さい」

私は躊躇しましたが、奥様の熱意に動かされて友人を案内したのでした。

友人はもともと利発な方でしたから理解も早く、数ヶ月で見違えるほど元気になり、手術は取り止めになりました。私は、自分の痔瘻も解決したわけですが、すべての病気に当てはまり解決するとは、まだどうしても信じ切れませんでした。

ただ、薬で治らない病気が治った、医師から手術しなくてはダメだと言われた病気も解決した等、現代医学で解決が容易でないものが医術浄霊と自然食療法でトントン拍子に解決した事実、治った後は前より健康に感じられ、身体に生気が戻ったこと――こうしたことが私には不思議さを通り越して、まだ信じ切れないのでした。

もっと多くの確信が得られなくては信じ切れない、これが私の業なのでしょうか。白いものを白と、ありのまま素直に受け入れられない、こだわりの心は、長い間薬を頼りの生活をしてきたためでありましょうか。

病気は悪化作用であり、不幸な運命になる最も大きな原因である、と長い年月のうちに心に沁みこんできたためでありましょうか。

「病気は浄化作用」のお話を聞いて私は、麻疹《はしか》のことを思い出しました。高い熱が出て麻疹特有のボツボツがたくさん出揃うと、その後はスッキリ元気になります。しかし、もし中途で熱を引っ込めることがあると、麻疹が癒った後もなかなか元気になれず、時に死ぬことさえあるのです。だから麻疹の時は、身体を暖かくして休まなくてはというのが世間普遍の常識です。「暖かくして体外に充分排泄する」、これが浄化作用が充分行われたということであり、その後は健康になるのだと、一人合点したことを思い出したのでした。

そして、このようなことが何回か繰り返されていくなら、その都度、身体も変わり、病弱の私でも健康体になれるのだと、明るい希望が湧いてきました。

岡田茂吉師の説かれる「病気は浄化作用」ということを、自らの身体の変化を見つめつつ、更に多くの人の姿も眺めながら一歩一歩学んでいこう。病気を急いで解決するのでなく、その過程もじっくり学び、その答えとして健康体になれば、「病気は浄化作用である」、それが真理であることが確認出来よう──これは私一人の問題ではなく、全人類の健康と幸福のために、最高の福音となるでありましょう。

今まで病気を恐れてきた私は、ようやく生きる希望が湧いてくるのでした。そして、私と同様に病気の恐怖心に怯えている人々の多い現代社会を眺める時、これこそ真の救いではないかと思えるように心は傾いていきました。

自然食を知る

遠藤様は、化学肥料の害と農薬の害を繰り返し説き、時折、自然栽培の野菜を持参なさいました。自然農法の創始者岡田師の論文を、私も読んでみましたが、農業を知らない都会育ちの人の説と、実施する気持にはなれませんでした。

化学肥料を施すと、土が酸性化し硬くなります。肥料を舐めると強い反応があるので有害とは知っておりましたが、増産のためなら止むを得ないと思っていたのでした。

ただ食味の素晴らしさ、私が枕元でいただいたトウモロコシの味は、ほんとうに美味しく感じ、今でも忘れられません。その他、自然栽培のものですと、いただいた野菜料理の風味のあること。いったい、これは何が原因であろうと思いました。

私は水稲から試作しようと、昭和三十七年、一アールの水田に水稲を植え付けました。しかし、活着が遅く、したがって青味が出ず、分蘖《ぶんけつ》も遅くて少なく、生育は遅いものでした。稔りも若干おくれました。

稲刈り鎌を使うとき、普通の水稲はザクザクと音がしますが、自然田の稲はガリガリという音でした。ちょうどススキを刈る音です。稲わらが硬いのですね。収量は一割減でした。

精米屋さんが、「この籾《もみ》はチト違いますね。玄米になる籾殻がスルスルと落ちました。製米もラクでした」と言いました。

試食した味と香りの良いこと、一粒一粒に光沢がありました。一年目でこうですから、数年経てば、ほんとによい香味になるだろうとも思いました。

当時、自然栽培のものはなかなか手に入りませんでしたので、どうしても自分で作る以外に、毎日食べることは出来なかった時代でした。

現代食品や医薬の学び

農薬や化学肥料を学びながら、私は更に医薬や食品のうち特に添加物について順次学びました。医薬について、講師の医学博士は冒頭で「薬物とは毒物なり」と、医学薬学の教科書にあることにふれました。毒物も、適量を使用すれば薬としての効果が表れて病気を制すること、量が少なければ薬としての効果はなく、量が多いと身体に大きな被害が発生することから話されました。そして、具体的に様々な薬について説明してのお話をして下さいました。

私にとって一番有意義でありましたことは、薬によって病気が消滅解決するとばかり思っていたのですが、薬は病気を解消するのではなく、病気をその部に閉じ込めてしまうものであるとわかったことです。したがって、薬を使えば使うほど、病原を体内に蓄積することになる！　という驚くべきことでありました。これでは、薬はなるべく使いたくないと思ったのでした。

その頃、食品添加物は巷問論議の中心でした。最近の難病奇病は薬や食品添加物の使用から起きているとの風説がありました。

私達のグループは、講師をお招きして食品について講義を受けました。初めて学ぶ食品添加物の功罪、特に化学物質の添加物の毒性には、誰彼なくただ唖然としたものです。

最近では、市販の食品や、食堂で食べる食事の味が大きく変わり、何となく不安も感じておりましたほどに、大きなショックさえ感じました。

学べば学ぶほど、純正の食品による生活をしたい、米・麦・野菜すべて、昔ながらの風味のあるものを食べたい、自然栽培の米や野菜が欲しい、何とか栽培しなくては、今日健康であっても明日はわからないような食生活から脱却しなくては――岡田師の自然農法にかけられたお心を少しずつわからせていただけた講義でした。

われわれはもう一生を終わろうとしていますが、青少年や乳幼児、あるいはこれから誕生する子供、人類の行末を考えると、まさに危険な時、人間は自分で自分を締め付け、生命を危険にさらしているのです。何という愚かさ。自分と家族ばかりではない、全人類の危機なのです。文化の発達が人間自らを滅亡の淵に追い込んでいるのではないかと、不安を越えて恐ろしく思いました。

試練の十二指腸潰瘍

　昭和四十八年五月、私は食欲が急速に減退し、胃の附近の痛みを相当強く感じ、疲労が今までと異なって回復は容易でなく、動くことがいやになり、顔色は悪くなりました。周囲の人々のすすめで甲府市内の医院で診察を受けました。

　レントゲン撮影をしてみると、十二指腸が全部真っ黒になってうつりました。「十二指腸潰瘍です。これはひどい。即刻入院して手術をしなくてはなりません」と医師から言われました。しかし、その場での決心がつかず、仕事も中途であったので、入院をことわって帰宅しました。栄養師の方でしょうが、主として食事に関し微に入り細にわたって教えて下さいました。

　レントゲン写真を自分の目で確認し、医師の言葉と併せ、痔瘻の時とは異なって尋常でないものを感じました。「病気は浄化作用」と一人呟きながらも、間違ってはいけないとアレコレ思いましたが、医術浄霊と自然食生活を徹底した治療に取り組もうと決心がつきました。

　数日すると、普通食はまったく受け付けなくなりましたので、米と野菜を形がなくなってドロドロになるまで煮、トロロ芋を入れて糊状のオカユを作りました。これなら少量ながら喉を通りました。こうした事情で、外出の時は食事を抜くことが時々ありました。

体力は急速に衰え、もともと痩身の私が更に痩せて、見る目も憐れであったと思います。普通に歩いていても足がふらつき、当時、小道は舗装してありませんでしたので、坂の小石にのって毎日のように転び、肘や脛の生きずがたえませんでした。それでも、無理をしないこと、静かに働くこと等に配慮して出来るだけ身体を動かし、田植も皆と共に致しました。そのうちに体力が回復し、峠を越えたように思ったのは、五ヶ月ほど経った時でした。

十月末、急に何か食べたくなり、思い切ってお粥ではなく普通食を食べてみますと、喉を通りました。その時の味のよさ。ご飯とはこんなに美味しいものかと、何か新しい発見でもしたように感激したのでした。この頃、私の家では主食はもちろん副食も全部、自然食に切り替えておりました。病気はなくなったのだ、健康になったのだ、水とチャンコナベのような食事を摂り、毎日、医術浄霊を受けて健康になったのだ、やはり病気は浄化作用なのだ、と改めて感動のうちに教えられたのであります。

顧みまして、周囲の多くの人々の温かい助言・協力と、家族の並々ならない看護の積み重ねによってこそ、浄化を乗り越え健康になれたのでした。私としては大きな仕事を成し遂げたような、気力・根気の連続であったと思いました。

病気は浄化作用との岡田師の論理の理解は、私なりに学ばせていただきました。

解決の課程で特に顕著であったことは、強い臭いの大小便であり、多い時は日に数回ありました。そしてその都度、身体が軽くなっていきました。床に就くと起きられなくなると思い、毎日多少なりとも、出来る限り身体を動かしつつ、時に起こる苦痛を乗り越えてきました。病気は身体の清掃なんだから、出来るだけ清掃していただこうと、気長につとめて、心を静め、ゆっくりした気持で取り組んで参りました。

人間には生れながら自然治癒力が備わっている、その根元である力は空中に充満している、その力が各自の気であり、その力を集中強化活用すれば、計り知れない大きな力となり、病気治癒の根元となる——こういった岡田師の真理の言説に誤りのないことを学ばせていただきました。

この度の病気解決にあたっては、多くの人にお世話になりました。

医術浄霊の力、大気中に充満している自然の力、ある人は気と言い、ある人は光といい、また電気という人もあるその力が、多少の差こそあれ、すべての人に内在しているものであり、その強化集中は何人にも出来る、そして、その力が大きな浄化力となって病気を解消し、健康な人を作るとの論文に、私はその力に正面から取り組んでみたい——こんな気持が彷彿として湧いてくるのでした。

四　七十歳代の学び

木喰の里に遊ぶ

長い間ご苦労様でした。自由な身体になったのですから、今日は家族と共に一日中ゆっくり敬老の日を過ごしましょう――そういう娘の誘いに従い、九月十五日朝、親娘孫五人で木喰《もくじき》の里を訪ねました。

ほんとうに久し振りの水入らずの一日でした。木喰の里は同じ町内に在りながら、山の上ですので、小学生時代に遠足で訪ねたことはあるものの、それ以来すっかり忘れておりました。最近作られました微笑館に入って自刻像や木喰上人の生涯の履歴等拝見し、立ち去ることが出来ないような、深い深い強烈な印象を受け、自ずと頭が下がりました。

かつてはどの史書にも記載のなかった木喰上人《もくじきしょうにん》ですが、ようやく脚光を浴び始めました。

上人は今から約二百八十年前、山梨県西八代郡下部町丸畑名主の次男として誕生。十四歳の時、江戸に出奔。二十二歳にして仏門に入り、四十五歳で日本廻国の大願を立て、常陸の国観海上人から木食戒を授かり行道《ぎょうどう》と改めました。その後、さらに修業を重ね、五十六歳のときから廻国を始め、北は北海道から南は鹿児島まで、三十八年間、全国隈なく行脚し、延べ二万キロを踏破。その間、各地に仏像一千余体を彫刻しています。その足跡は仏像と共に、現在、全国各地で年を追う毎に掘り出されております。七十七歳の折、五行菩薩と改め、八十九歳にて神通光明明満仙人と号し、木喰上人から自ら木食上人と命名しました。

木喰上人の詠まれた和歌の中から三首を添書します。

木喰の衆生済度は何やらむ
　唯かんにんが修行なりけり
木喰のけさや衣はやぶれても
　わが本願はやぶれなりけり
木喰のかたみの筆の面影を
　心にかけよ この世のちの世

仏像の彫刻は一千体に達し、更に二千体の発願行脚中、茨城県西茨城郡七会村塩子岩谷山清浄院佛国寺奥の院三昧堂で文化七年六月五日、師の観海上人の墓前に三十八年間の廻国を報告して師との約束を果し、墓前で入寂されました。時に九十三歳でした。

発願の意思想念を生涯貫かれましたことは、ただただ頭が下がるのみです。このような尊いお方が故郷の先輩におられましたことに改めて驚き、一歩なりとも近付かせていただきたいと念願致しました。

山上よりの空は高く広く、碧々と澄みわたっていました。いろいろな形をしたちぎれ雲が浮かんでおり、美しく輝いて明るい、心地よい中秋の日和でした。眼下には幾條かの山稜が走り、そのはるか向こうに私の集落の裏山が見えましたので、なつかしさのあまり詠みました。

みはるかす山の峰々たたなわる
　眼下に遠くわれが山見ゆ

老木の葉桜の下に敷物を敷き、皆で昼食をとりました。オニギリの美味しかったこと。誰も彼もニコニコしておりました。

お互い、心の充たされた一日でした。

去りがたい微笑館の感動を、私は詩歌に託しました。

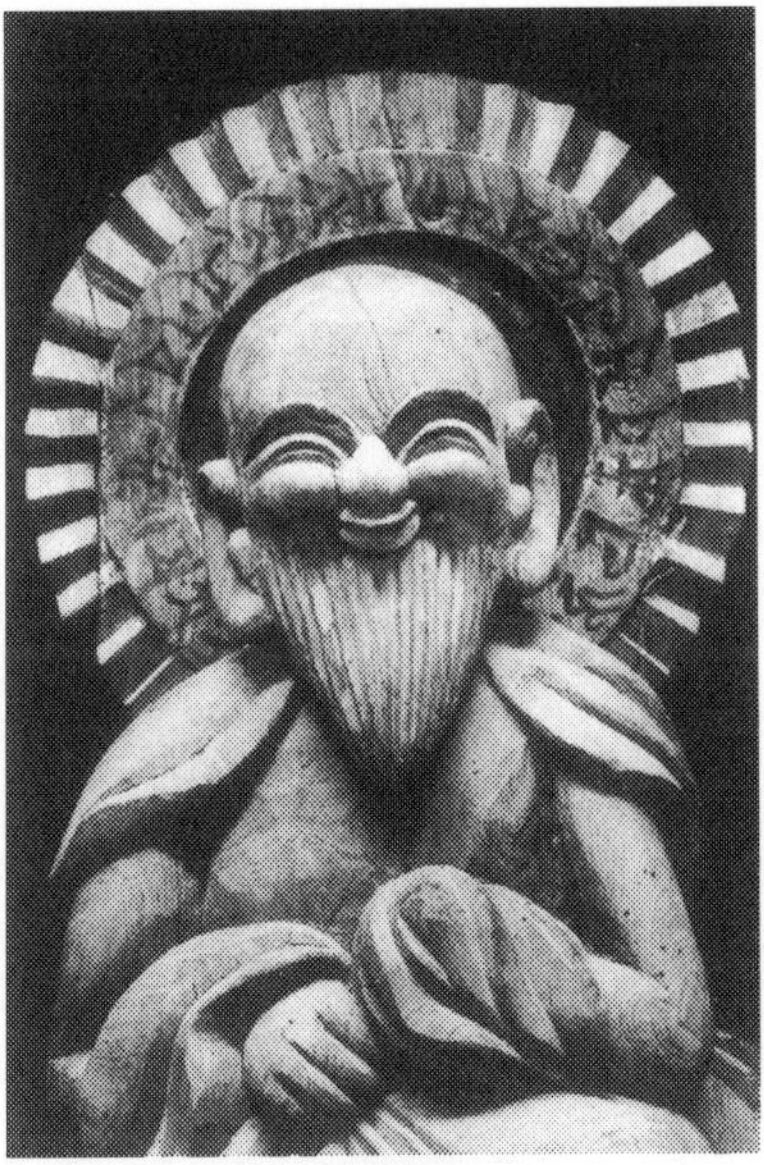
木喰上人自刻像（89歳）
（写真・伊藤勇氏提供）

木喰上人を詠ず
南溟北岳雲浪を踏み
行脚八洲茅衣の装ひ
自刻千余の微笑佛
生涯旅を枕に木喰は行く

また、数多の仏像や自刻像を拝見させていただき、その心を拝察して献歌させていただきました。

丸くなれ丸くまんまる人も世も
願ひに溢る御佛の像

五体に受けました強烈な印象は表現しきれず、腹のしんに沁み込みました。五十六歳で日本廻国行脚の旅にたち、九十三歳の生涯を終えるまでその創作の意欲は衰えることがなかったようです。この不撓の努力は何処から生れたのでしょうか。郷里丸畑に四国堂を建立して刻んだ八十八体の御仏の像は、九ヶ月にわたってソバ粉を常食とし、人目にふれることなく完成させたとか。なみなみならぬ精進潔斎の生涯には、超凡神通の面があったのでしょうか。

重症の胃潰瘍

老齢になり、せめて多少なりとも地域社会につくさせてもらわなくてはと思い、出来るだけ努めてきました。家の田畑の作業と共に、毎日せいいっぱい動いておりました。

生涯学習を掲げて設立された県の老人大学「山梨ことぶき勧学院」にも学びました。「一分を大切にする男」などとクラス・リーダーからからかわれるくらい、休みなく終日つとめました。そのような疲れも手伝ったのでしょうか、胃が重苦しくなり、食欲も次第に減退し、疲れ易くなったのでした。

伯父が胃癌でなくなっておりますので、もしやと思い、一度診察してもらいたいと家族に話しました。

妻は私の状態を非常に心配し、早急に病院に行くことをすすめました。そして、「いくら強情な貴方でも、癌であればどうしますか」と言います。これに対して私は申しました。病気は体内の汚濁を排泄することなので、大きい病気ほど、たくさんの濁血が清算されるわけだ。したがって、浄化の後は大きく変わらせていただけるので、身体がほんとうに良くなると思う――と。妻はあきれて、「貴方には何を言っても通じないが、家族や周囲の人の心配にもなることなのですから、医師が手術の必要を告げましたら、素直に手術を受けて、後は浄霊なり生活も改め、周囲の人にあまり心配をかけてはいけませんね」と、入院や手術をすすめました。

東京・成城の浄院診療所を訪ねたのは、その翌日のことでした。担当の医師は、心をこめて触診までして下さいました。予想以上に悪化している様子で、これでは細部の医療検査も必要ですと病院にまわされたのでした。病院では、診察後にレントゲン撮影を行いましたところ、重症の胃潰瘍と病名が決定し、このまま入院して手術を受けて下さいとの説明がありました。

私は手術を受けたくないので、以前にも十二指腸潰瘍を手術せずに自然食と医術浄霊を受けて治しましたので、胃潰瘍もそうして治したい、と強く申しました。

それではと、もう一度胃カメラを撮ることになりました。今回は相当深くカメラを挿入しました。そして、貴方の言われる通り十二指腸潰瘍の痕跡がありますと、私の言い分を認めて下さったのでした。そして、「この度の胃潰瘍は相当に重症ですので、手術しなくては無理です。手術をしましょう」と、相当強い口調で説諭されました。しかし、私も強く辞退しましたので、診療所に帰って相談して下さいと、帰宅を許されました。

旅の疲れも手伝ってか、食欲の減退も加わり、私はいかにも病人らしくなりました。以前の病気の時のことを考慮して、この度は早急にオカユ→チャンコナベに変更しました。

休息も充分に取りたいと思いましたが、自分のこと、地域のことなどが重なり、静かに動き続けました。医術浄霊は、毎日一回は受けました。大きな病気（浄化）の時は足が特に重だるいのです。時々マッサージもいただき、足の重くなることや、足の付け根からのツッパリ等の解消につとめました。また、過労を戒め、二ヶ月くらいは、毎日、半日働くことにし、午後は身体を横にして休み、体力の消耗を防いで浄化力の充実につとめました。食欲は一進一退の時もありましたが、欠食はほとんどありませんでした。

これまでに何回かの病気を解決してきましたので、私は、自分の身体を大分わからせていただきました。足腰が動かなくなると、胃が苦しくなり、食欲もなくなりますので、家族の誰かによく足腰のマッサージをしてもらいました。足腰がらくになりますと、胃が軽くなり、食欲が湧きます。病気の根は濁血であり、それが下って腰から足に流れるのだと思います。その足腰を特に丁寧にマッサージすれば、濁血が解消するのだと、だんだんわからせていただきました。三ヶ月程で大分治ったようで、六月には身体に気を付けながら田植も致しました。

こうして、子供の時から時々ありました胃のもたれ、膨満感、食欲不振、胃痛等が消えてなくなり、スッキリした胃になりました。以来今日まで、胃の異状はほとんどありません。

身体全体が大分軽くなり、よく動けるようになりました。周囲の人も、「よく働きますね。疲れませんか」と感心しております。当時は、毎月甲府や県外へ一週間以上、地域のために五日くらい、計毎月十数日は活動し、残る十五～二十日くらいで四十五アールの田畑をほとんど私一人で耕作し、八人家族の食糧はもちろん、無公害自然野菜を多少なりとも社会に提供しておりました。これも、以前の十二指腸潰瘍の時のことを参考して、適切な手当てを行えたおかげでしょうか。

ただ、いつも家族の皆に心配を重ねてかけ、その点すまなく思っております。私は病気の度毎に次第に健康体になり、「病気は浄化なり」と自信めいたものを持っておりますので、先行きの不安が少なく、大病も乗り越えさせていただきました。病院や浄院の先生方に大変お世話になり、ご心配をお掛け致しましたこと、そして我儘をお許し下さいましたこと、この場を借りまして幾重にもお詫び申し上げます。

人生これまでと思った盲腸炎、尿管結石

平成五年三月八日、私は甲府市の知人の宅を訪問しました。帰宅して食欲がないので、そのまま床に就いたのですが、夜半より発熱が始まりました。これが相当高い熱になり、二日目からは何が何だかわからなくなりました。末の孫娘が枕元で、「おじいちゃんが幾日も休むなんて、今までなかったね」と言っていたことだけが記憶に残っております。夢か現かわからなかった中二日間でした。

四日目には起きたのですが、下腹部が痛い。見ますと、全般に腫れ、特に右下が腫れ上り、盲腸と思

われる部が痛いので、妻にも見てもらいました。

起きれば動きたい私です。身体は大分疲れておりましたが、その頃、私が取り組んでいる勉強が三つほどありました。また、地域の団体の引き継ぎ事も二つあり、何とか切り抜けなくてはなりません。農業委員の台湾研修旅行は急拠取り止めました。三月は、毎日動いても時間の足りない多忙な月なのです。

その月の二十八日の真夜中、激烈な苦痛に襲われ、苦悶の中に眼を醒しました。今まで体験したことのない激しい苦しみ、これは唯事ではないと直感しました。

唸りながら苦しんでいると、妻と娘の声が聞こえました。二人は、医術浄霊を施して看病していたのです。ただ、声は聞こえるのですが、何処に居るのやら、姿は見えません。眼をしっかり開いて見ましたが、周囲は真暗で何も見えません。どうしたことでしょうか。電灯をつけてくれ、と言うのが精いっぱいでした。「電灯はつけてあります」と娘が答えるので、自分の眼が見えなくなっていることに気づきました。

そのうちに、私自身の身体が次第に冷たくなり、妻や娘の手が火のように熱く感じられました。

これが私の臨終であろうか——。何時引き取っていただいても、私は既に十分すぎるほど生かされて来た身。ただ、身辺が整理不充分だ。日頃から余程整理しているつもりでも仕方ない、迷惑かけるがすまない。ただ、医師に診察していただき、病名を付けていただかないと、これが気がかりになる。生涯の失策！――そう思っていると、娘の声がしました。「お父さん、病院に行くのです。救急車を依頼しました」苦痛をこらえ床から這い出そうとすると、畳が見えたのです。有難い！　力をふりしぼって動きました。車は町立の病院に向かいました。「病院に着きましたよ」と言われて建物の中に入ったことは覚えています。しかし後は、自分の唸り声が時々聞えただけ。気が付いた時は病室のベットの上でした。

虫垂炎はすぐわかったのですが、もう一つの左下腹部の痛みがわからないとかで手術は延し、レントゲン撮影を行いました。副院長、外科部長、泌尿器科部長等が入れ替わり立ち替わり何度となく診察も繰り返しました。そして、二日目に左尿管結石と診断がつき、体調を整えて手術と決まりました。

あれだけの激痛も注射で落ち着き、入院中は苦しむことはありませんでした。

三日目の朝、看護婦さんが見えましたので退院を申し込みました。看護婦さんは驚いたというより、あまりの唐突さに唖然として言葉がありませんでした。私は重ねて退院をお願いしました。間もなく医師が来られました。病名も決定し身体も安定したので手術になりますと言われましたが、私は重ねて退院をお願いしました。

病院側は、「このままでの退院は出来ません。手術すればすぐ良くなりますので、しばらくの我慢です」とハッキリ宣告して下さいましたが、私は、「手術をしたくないのです。これだけ苦痛を止めて楽にしていただき、ほんとうに有難うございました。退院したい私の我儘を許して下さい」と申し上げました。

しかし、「これほどの大病を、このまま退院は許されません」と重ねてきっぱり断られました。

私も重ねて申し上げました。

「私はこれまでにも何度か手術をしなくてはならない病気をしましたが、手術することなく解決してきました。親からもらった身体にメスを入れたくありません。最後の決定は、私の身体ですから私の意のままにさせて下さい。以前、胃潰瘍の時も手術せずに治しました」

病院では私の健康保険証を見ました。中に胃潰瘍の時の診察券が入っておりましたので、私の意見を聞いて下さいました。

医師は私の心の動かないのを察してでしょうか、「このたびの二つの病気は今までと違いますよ。貴方の生命に関わる病気です。再発したなら、いつでもすぐ病院に来るんですよ」と、その語気には涙がにじんでいるようで、深い思いやりの情が脈々と私に伝わってきました。「有難うございます。その時は参りますのでよろしくお願いします。今日は私の我儘をお許し下さい」と、翌日の退院がようやく許されたのでした。

ゆく先のかそけしわれをとどめんと
君が誠のまなこ忘れじ

四日目の三月三十一日、退院の朝を迎えました。私は心を静め、過去の病気と併せ思い浮かべました。心底から現代医術を信じて人世のために尽してこられた先生方に逆い、このまま退院する私は鬼か邪か。でも、病気は浄化であることをどうしても己の身体で学ぶことを心に誓ってきた私としては、避けて通れない道であったわけです。まさにあの時は、私は鬼であり、医師の先生方は御仏でありました。私の身体を救ってくださるために。

運ばれた昼食はウナ重でした。この病院では、退院のお祝い食としてウナ重を下さるのでしょうか。四日目にいただく普通食は、何とも有難く、身体に沁み入る思いでした。

食べていると、ウナ重のご飯の下にまたウナギのかば焼が入っていました。かば焼が二重に入っていたのです。この世の最後の〝お別れに特別食〟なのか――熱いものがドドッと腹の底からこみ上げてきました。強情な私に、かくも心を尽して下さる病院側、熱い涙の落ちるままに、有難く申しわけない気持ちでいただきましたあの時の食事は、生涯忘れることは出来ません。

病気は浄化なんだ！　でも、寿命がないのなら、これが今生のお別れか。すべては我が心のままの動き。あの晩、死の運命の私であったかもしれない――そして今は、浄化に身を委ねつつ心で手を合わせながら退院しました。

手術を断って退院することは、病院に対し、医師に対し、非礼とは思いましたが、どうしても手術を受ける気持ちになれなかったのです。

私はもの心がついたころから腺病質で、病気がちの半生を送ってきました。それだけに、医師と薬には最もお世話になりました。身体のいずれかの所が痛苦を訴える日々が多かった人生でした。

前にも書きましたように、先に私は、医術浄霊を受けて重傷の痔瘻が六ヶ月くらいで解決しました。当時、私は何もわかりませんでしたが、病床を見舞われた遠藤様のご好意を受け、何の薬も使わず、もちろん手術をすることもなく全快しました。

その後、「病気は浄化作用なり」の理論を学び始めました。そして、「ああ、そうだったのか」と理解は出来ましたが、信ずるまでには至りませんでした。次いで、十二指腸潰瘍も同様に解決しました。身体にメスを入れることなく、一服の薬物も使用せずに病気は解決し、健康体になりました。これ等のことは、社会通念からすれば、特別の人間なのだと片付ける人もおるでしょう。または、なんらかの特別な力が作用して解決したと思う人もおるでしょう。

医術浄霊の創始者・岡田師の「病気は浄化作用」に従えば、「病気の原因は体内の毒素であり濁血であり、それを体外に排出してしまえば病気はなくなる。従って体は健康になり、運命も好転するのである」の論理の通りになったわけです。

疑い深く、信ずる素直さのない私は、その偉大な力を見せつけていただきながら、心底から信ずるまでには至っておりませんでした。

さらに十数年が経ちました頃、重症の胃潰瘍になりましたが、やはり手術をすることもなく健康になりました。そして、ようやく「病気は浄化作用なり」と心底からわからせていただいたのです。

省みますと、今までの病気は、ことごとく浄化作用の理論に従って解決してきました。そして、病気が解決するごとに、前より身体が良くなっていったことがハッキリと自覚されました。そこに、このたび盲腸炎と尿管結石の二つの病気が同時に起きたのでございます。

二つの病気を迎え浄化に耐える困難さは今までにない厳しいものでしたが、大きな浄化ほど大きく変わらせていただく希望も持てました。厳しい試練を乗り越えてみたいと心の底から思い、退院の決心がつきました。

そして、毎日の自然食と医術浄霊に身を委ね、日頃から取り組んできました自然治癒力を頼りに、体力の消耗を配慮し平穏の心を乱さないことに努めて、出来ることから取り組みました。退院後は、時に苦痛もありましたが、自然食一辺倒の生活で腹部にそれほどの重圧はなく、欠食も数回くらいで、田植の頃には軽作業から始めました。そして、身体の調子は前にもまして軽快になりました。

医術浄霊の素晴らしさ、無農薬・無化学肥料の自然栽培の米と野菜の力で、体力は次第に充実していきました。

このたびの病気では、家族をはじめ病院の先生方や多くの皆様の暖かい御配慮・看護により今日の私があることを思い、万感胸の熱くなる思いです。改めて敬意を捧げ、感謝申し上げます。

私も、余生とも言えるこの身体を粗末にすることなく、人世のためにわずかなりとも御報いさせていただかなくてはと思っております。

病院の医師のあの真剣な眼差し、まさに医は仁術です。あの姿は生涯を越えて後の世までも、私の魂のある限り脳裏に焼きついて離れないことでしょう。

度重なる病気を乗り越え解決した現在、病気は浄化作用であることを心底から感謝の裡に学ばせていただきました。と共に、真理とは不動のものであるとの岡田師の御言葉を改めて甦らせていただき、健康こそ幸福の第一であることをしみじみとかみしめています。次の一首は、私の現在の心境を詠んだものです。

魂機張る生命ありてのこの世とて
　真理の道に順ひててゆく

人生八十年目を迎え

人生八十年目、現在では平均寿命の年齢です。ただ、生死の境の間に生まれた私、宗教的には、それだけ前世に深い因縁があって生まれたのでしょう。生後一週間は生死のわからなかった、褥の中で母が神仏にお縋りしてようやく生き永らえられた小さな生命。

もの心がついて、友達と遊びながらも、誰よりも弱々しかった私。当時、小学校には学芸会がありました。一年生のときも二年生の時も、声が小さいので主役の座から中途で外されましたことを、今も憶えております。もっと大きな声が出せないのかと親や姉に言われました。

遊んでいても、お腹の痛い時や頭痛の時等が多く、また、授業中に職員室で休ませていただいたこともありました。学期末の試験の時に休んだ切なさ、淋しさ。私はどうしてこんなに弱いのでしょう。遊んだ後、よく寝込む私。体育で活発に動いている学友をみつめ、ほんとうにうらやましく思いました。

左の耳から膿が出ます中耳炎にかかったときは、授業が終わるとすぐ、富士川を渡し船で渡って医師の診察に通いました。膿が止まりました時、医師は治りましたとおっしゃいました。でも私は、左耳の中がおかしくて頭が重いのですから、まだヘンですと申しました。父親が横にいて、「先生が治ったとおっしゃるのだから、治ったのだよ。多少のことは、時が経てば治るよ」と申しました。私は不服でしたが、どうすることもできませんでした。そして、左耳は次第に聞こえなくなりました。

その他、歯痛、頭痛、腹痛等々では何時も悩まされ、十五歳をすぎて強度の蓄膿症になり、鼻だけで三つの病名を言い渡されました。そして、蓄膿症手術後の神経の衰弱に苦しみました。胃痛や吐気にも悩まされました。また扁桃腺がすぐ腫れ、疲れやすく、その疲れがなかなか抜けないので絶えず悩んでおりました。

当時、軍事教練の教官は、「僕は風邪の時は駆け足で山を登るのだ。そうして汗を流せば、それで治るのだ。風邪で休んだことなどない」と、自分の体験から生徒の訓練を励ましました。私は、そんなことをすると身体が壊れてしまうと思いました。しかし、いま思えば、風邪は身体に溜りました汚濁の排泄ですから、教官の言うことは正しかったわけです。当時の私はそれを実行する勇気がなかったのです。もしあの時実行しておれば、私の身体は変わっていたのではないかと思います。

そのような私ですから、実社会に出て勤めていた時も、日曜はよく横になって休んでいました。

軍隊は、第二乙種で召集令状を受け、入隊しました。健康に不安がありましたが、多忙に紛れて一筋に訓練に励みました。三ヶ月経ちまして、大隊査閲並びに連隊検閲も無事終わりました。

すぎた今、省みますに、身体は動かすほど浄化され、汗や小水として汚濁が身体から排泄されていたから健康で勤められたのでしょう。浄化作用を知ってから悟りました。

昭和二十三年に二十八歳で病気を患ったのちは、按摩マッサージに毎月かかりながら仕事をしました。その時も、生まれつき身体の弱い自分と、半ばあきらめておりました。

その頃から扁桃腺が急速に悪化し、毎日ルゴールを塗布してすごしました。ルゴールやビタミンB1剤、注射液、総合栄養剤は、私の常備薬になりました。さらに痔瘻の挿入剤、鎮痛剤等も使用し、文字通り薬漬けの生活を、昭和三十五年まで根気よく続けたのです。

その間、医師はもちろん、漢方薬、按摩マッサージ、鍼灸、温泉療養等の治療も試みましたが、いずれも一時の回復で元に戻り、あきらめておりました。昭和三十五年秋から医術浄霊を受け自然食品を食生活の中に取り入れましたのは、前記の痔瘻がきっかけでした。

爾来、自分の今までの生活を反省して改める所は改め、自然に逆らわないようにつとめて参りました。

身体の仕組みや真理に外れていると病気にもなり不幸にもなる、正しい食生活は食材供給の農業のあり方とかかわりがある等々、理解するにはいずれも簡単なものではありませんでしたが。

一つひとつ自分の身体で覚え、積み上げて参りました。あせってはいけない。世間の人が一年二年で学ぶことでも、私は五年でも十年でもかけてゆっくり勉強しよう。いままでに多くの治療方法で解決できなかった私なのだから、と。

なかでも自然治癒力は、各自、天から附与されている、病気を解決して健康な身体になる源泉であることも、医師や講師の先生方から教えていただきました。その力を何とか強化・充実させ活用するにはどうすればよいか――いろいろ反省・努力しているうちに、自分自身の心の持ち方が大切であることを改めて痛感しました。

それまでの、病気を治したいの一念から、健康にどうしたらなれるのかに原点を変え、それにあわせた生活を積み上げていくことが最重要であることに気付かせていただきました。

その努力が続けば、病気は次第に自分の身体から消えてなくなるということが理解されてきました。

それでも、その考え方が強く持てるようになったのは、痔瘻が解決して身体が大分軽くなり、頭痛とか扁桃腺炎とか歯痛とかが次第に解消していき、浄化作用の理を何度も何度も勉強した、十年くらい経過した時でした。これで私もきっと健康になれる、明るく楽しい生活ができる、普通の人間になれると、夢のような大きな希望と意慾がもてるようになりました。

小学校校長から教育長と、田舎のエリートコースを歩まれた級友、今は絵画のグループに所属して毎月東京に行かれるその友は、昭和五十年頃まで私に会うなり「このごろはどうですか」が彼の挨拶でした。私の苦しんだことを側で眺めていたとはいえ、ほんとうに心から何時も心配して下さって温かい言葉を掛けて下さいました。

そのような私が、今は誰もが驚くほど健康になったのです。同級会に出席しても、最も元気な一人になりました。今までは、病弱で世のため人のためにも尽せなかった私、皆様に厄介になりづくめの私でしたほどに、これからは、小さなことでも社会に、皆様に、何か御恩返しをさせていただかなくては、と思うほど元気になりました。

按摩マッサージにかかっていた肩は、今は凝ることはありません。また、痛みで長い労働もできず、腰を叩きながら働いていたのですが、今では半日下を向いて作業しても腰が痛くなることはありません。農作業の折、「腰が痛くありませんか」と聞かれますほど疲れを知らない腰になりました。年間で休むということは滅多にありません。

前に書きました中耳炎は、難聴だったのがほとんど聞こえなくなっておりましたが、これも次第に回復してきました。五年ほど前までは、電話で話しながら何かを書くときは、左手で受話器をとって右の耳に当て、右手で書いていました。しかし今は、左の手でとって左の耳へで差し支えなく受信しております。

蓄膿症も、相当量の膿汁が排出されました。萎縮性鼻炎もなくなり、左右の眼の間の鼻の冷たさが消え、鼻からの呼吸がらくになりました。

また、紫色に変色しておりました扁桃腺もすっかり普通の色に戻り、腫れはなくなりました。後首の右側にありました凝りもほとんど消えました。右足付け根の瘤もなくなって歩行が容易になりました。

六十八歳の時には富士山に第二回目の登山をしました（一回目は十八歳の時）。次回は孫達と登ることを計画中です。

町民運動会の高齢者組ロードレース三千メートルに、一昨年まで参加していました（昨年は建築工事で不参加）。

四十五アールある耕地のうち、水田二十アールは家族と共に、他の畑地はほとんど私一人で栽培しております。

まったく私の身体は変わりました。こんなに変わって良いものか、もったいなさすぎて申しわけないくらいです。身体全体が柔らかく温かくなり、中年の方と握手しても、柔らかいですねと褒められます。

私は、浄化によって病気のほとんどが解消されました。浄化によって柔らかく温かい身体に変わったのです。年齢の割に疲れも少なく、毎日の起居動作が苦になることは稀です。かつては、身体が冷たく、特に背中はすぐ寒気を感じ、鳩尾《みぞおち》は氷の固まりのようでした。それが今では、胃や肝臓や腎臓の裏もすべて温かくなり、鳩尾の固まりもなくなったと思います。

さらに、小児の時から最も悩まされていた腹痛もなくなりました。

最近は、身体の冷たい部分に手を当てると温かになって次から次へと身体が変わっていきます。

私は、これは自然治癒力ホメオスタシスが集中強化された力であり、各人の健康回復のための天与の力だと思うようになりました。

そして、身体が冷たかったのは体内の汚濁であり、それが排出されて血液が変わり、冷たい身体から温かい身体になったのだと実感として受け取っております。

血液中の汚濁を排泄するのには、自然栽培の食糧に大きな力があると思います。長い年月のあいだには、数日は外食の時があります。そうした折、帰ってきて家の食事をいただいた時の身体の充実感たるや、本当にいきいきした気分でいっぱいになります。

私の身体は次から次へと変わっていきつつあります。今は手足の関節炎の浄化です。平成十年五月、医師に診察していただき、二、三年はかかりますよと言われました。一時は毎晩のように寝汗をかきました。汗の多い時は、尿の臭いが強くします。長い間に関節の尿毒が溜ったのではないでしょうか。たくさん寝汗をかいた翌日は、手足が軽くなります。普通、関節炎の人は作業も休むことが多いでしょうが、私はそのために休んだことはほとんどありません。

青二才、弱虫、病気の問屋、と言われて来ました私、しょせん長寿は無理と言われ、私自身もそう覚悟しておりました。しかし、その生涯病弱者も、今はまったく変わりました。岡田師の説かれました「病気は浄化作用」を自分の身体で試している間に、年一年、病気は解消し、三十年余にして生まれ変わった健康体になったのです。

人類創って以来初めて説かれた哲学、真理の道。誰かが言いました、真理は身近にあるものだと。菲《ひ》才《さい》の私は、哲学とか真理とかは学校の机上に終ることが多いと思っておりました。しかし、生涯の中に活用して、強く大きく確と知ることができました。体内の汚濁を排泄すれば、機能はそのままで活動が行われていくことを、自分の身体で識《し》ることができたのです。悪いと思った内臓も、内臓が悪いのではなくて、その周りに汚濁が充満して機能を阻害していたわけです。

自然栽培によるきれいな食糧をとることで体力の充実をはかることが、取りも直さず、自分のホメオスタシスを強化することであり、あせらず時間をかければ、病気はすべて解消するものと思えるようになりました。

最近の人々は病気の解決にも性急に取り組むため、医薬を求めるわけです。その結果、自然治癒力ホメオスタシスはさらに弱まっていきつつあると、私は憂慮しております。

人類の終末とか滅亡の危機とか言うけれど、しょせん今までの総和の結果であることは、すでに理解されているところです。人間が人間の滅亡の危機を作ってしまったわけです。

私は私なりに、病気のたびごとに、時間をかけて冷静に取り組んでまいりました。

病気の解決の方法がまったく異なる二つの道。現代医薬のみに頼る病気解決は、薬と医療機器により即効的に解決されはします。けれども予後の回復に時間がかかりやすいですし、失われた臓器は元通りにはなれません。

それに対して、自然食により活力の充実をはかりつつ、自然治癒力、医術浄霊により体内の汚濁の排泄をはかって解決する方法は、病気が治ると共に、予後の取り組みは少なくてすみ、発病以前より健康になり活力が充足されるのです。私は、健康への道標はここにあると思えるようになりました。

私は、今でもまだ自分の身体の中に汚濁のあることがわかります。今も毎日毎日、多少なりとも出させていただいておるだけに、年齢を越えて明日への希望がもてる楽しい毎日を過ごしております。

岡田師は「私の願いは、全人類、完全健康人をつくることです」とおっしゃっております。私は生ある限り、体内の汚濁の浄化排泄につとめ、完全健康人をめざして一日一日を積み上げていくつもりです。

五　病気は浄化作用

浄化の理

地球上のあらゆるものは浄化作用により生成、化育、向上していく。人間にも絶えず浄化作用が行われており、そのうち最も顕著な浄化作用を病気と呼んでいる。これが絶対の真理である——と岡田師は説いております。

したがって、病気は人間をより健康体にするための毒素排除の生理作用であり、病気解決後は以前より健康になり、寿齢は延長されるのである、とも説いております。

病弱の私は、岡田師の説とは全然反対に、病気は悪化作用であり、人間を不幸にする最大の要因であると思い込み、恐怖心をもっておりました。したがって病気への嫌悪を絶えず持っておりましたので、一日も早くそこから逃れたいと思わない日はありませんでした。

それだけに、「病気は浄化作用」の異説はまったく受け入れがたいものでした。けれども、病気のつど、できるだけ冷静に対応し、その結果から間違いない真実の道であると、次第に頷けるようになりました。

とはいえ、人類始まって以来の異説、現代医学とまったく反対の論説を受け入れることは生易しいものではありませんでした。自分の病気を通してやっと、その考えが間違いのないことをわからせていただいたのです。

前にも書きましたように、私の一回目の病気は痔瘻《じろう》でした。医師からは手術を宣告されましたが、自宅の病床で日本医術浄霊を受け、自然栽培の野菜を食べ、たくさんの排膿等の末、解決しました。しかし、この時は、病気が浄化作用として解決したとは思えませんでした。今までの薬が効いたのではないかと思うほうが強かったのです。ただ、手術せずに解決したことを不思議に思いました。複数の医師が手術以外に解決の道はないと言うのに手術せずにすんだのですから、医術浄霊の力によるのかなと思うことがありました。

第二回目は十二指腸潰瘍です。レントゲン撮影で局部が真っ黒になって見えました。このレントゲンは、機械の前に座ると目の前に内臓が映るのです。十二指腸だけが真っ黒でよくわかりました。それから約六ヶ月の間、私は医術浄霊を受けて自然食生活に徹しました。外出にも自家製の自然食弁当を持参して他のものは食べませんでしたから、毎日ひもじい思いをしました。

六ヶ月くらい経ったある日、急に普通の米飯が食べたくなり、恐る恐る食べました。その美味かったこと。まったく、生き返ったようでした。身体にも急に力が付いてまいりました。

早速、先の病院で診察を受け、レントゲン撮影をしてもらいましたところ、十二指腸も他の部と同じく真っ白に映ったのです。驚きと喜びの瞬間でした。

驚いた医師に詰問され、自然食と医術浄霊で癒しましたと申し上げましたが、信じていただけず、ひどく叱られました。そのときの対応に誠が足りなかったと、今でも反省しております。

自然食の力、医術浄霊の素晴らしさを、レントゲンをとおして目の前にしたことは、生涯忘れられない感動でした。そして、病気は浄化作用だったのだと、一人深く胸に沁みました。

第三回目は胃潰瘍の時です。二ヶ月ほど前からの胃痛で食欲が乱れ、身体も次第に痩せていきました。これは尋常ではないと思い、医師の診察を受けるため妻にも打ち明けました。

「貴方の身体は大変のようですね」

「あるいは胃癌の疑いがあるかもしれない」

「癌ならどうしますか」

「癌は身体の不純物が大きく固まった病気だと思うから、それが解決すれば、身体の中の大部分の不純物が解消するだろう。そうなれば、その後は本当にすっきりした健康体になると思うので、あまり心配するなよ」

「貴方は何の病気でも同じに考えているけれど、もっと自重しなくてはいけませんよ」

「とにかく、診察していただく。明日出掛けるよ」

夫婦でこんな会話をしました。

私自身はこの頃では、病気は浄化作用と信じていましたが、妻は、大病は別だと思っているようでした。

診察の結果、重症の胃潰瘍とのことで、即刻の入院・手術を宣告されましたが、医師と種々相談の末、帰宅しました。入院・手術を断った私は、食事療法には細かに配慮し、医術浄霊を前より多く受けました。そして六ヶ月くらいで元気になりました。

この時は、自分の身体の状態を細かに冷静に観察していきました。胃が軽くなり痛みもなくなるころには、両足が重くなったり大小便が量も回数も多くなることがふえ、時に寝汗をかきました。足に力がはいらなくなって、時々転ぶことがありましたので、足が重くなると、家族に揉んでもらいました。足をよく揉むと、胃痛や胃のつかえがなくなりました。

目には見えませんが、胃の不純物が足にさがり、外に出てゆくのだなと、身体の変化から学びました。

そして、胃潰瘍が解決したころには、「病気は浄化作用」であるとの岡田師の論説が堅く信じられるようになっていました。

したがって、次の病気の盲腸炎と尿管結石の時は、これは浄化作用であるから必ず健康になる、と初めから信じられました。

もっとも、寿命は別もので、自分ではわかりません。病気は解決しても、今度は生涯が終わるのではないかと、あまりの苦しさのなかで思いました。顧みまして、浄化の理、病気は浄化作用である、と頭で理解することも容易ではありませんでしたが、まして身体で承知することは、なおさらむずかしかったことです。

ただ、病気の後は、前より身体が軽快になり、その部が良くなるばかりでなく、身体全体がらくになりますので、浄化は苦しいが、浄化後は前より健康になるとの希望もつかめました。このように、真の健康体への道が次第にハッキリ見えてきたのでした。

身体が健康になったということは、身体の中の汚物が体外に排泄されてきれいな内臓になったということです。ですから、浄化するということは、身体の中の老廃物や薬毒、食品添加物等の異物が体外に排泄されたことです。

元来、老廃物は身体の運動の残渣であり、薬や食品添加物は、たとえ必要があって使用したものでも、本来、身体に不必要なものがほとんどであるわけです。私が健康になる過程では、使用した薬が次つぎと体外に排出されました。大便小便を通して、また身体全体の肌からも排出されました。

排出されるたびに、身体がどことなく軽くなり、気分も明るくなりました。そして、身体を動かすのが次第にらくになり、いまでは、農作業中でも腰が痛いということはなくなりました。おかげで起居動作が軽快になりました。

ただ、何の病気（浄化）にせよ、苦痛を伴いますので、その時は「ガマン」が必要なわけです。もっとも、その苦痛を緩和するには医術浄霊がありますので、その助けを借りれば容易に乗り越えられると思います。

熱は必要があってあがる

発熱は怖い、高熱と下痢は体力を消耗させる恐ろしいこと、と思っておりました。しかし、重ねての大病を通して、その反対の働きであることが次第に理解できるようになりました。

発熱によって体の中の汚毒が汗や痰やその他の形で排泄される、下痢によって腸内の汚物が排泄され、肩の凝りや腰の重さがなくなって以前より身体が軽快になるなど、冷静に身体を観察すると、熱によって排泄が多くなることがわかり、熱によって身体の中の掃除が行われることに気づきました。

また、時々あった微熱も、初めのうちは心配しましたが、運動なり労働なりを行って汗が流れますと、今までの痛みが消えたり、イライラがなくなったりする体験を重ねているうちに、微熱によって身体の中の汚濁の排泄が始まったことが次第にわかってきました。

私は長い年月、咽喉の痛みや発熱をルゴール液を塗布して抑えてきましたが、発熱や咳や痰が排泄されてその部がラクになってゆくのに気づきました。

特に、以前使用しました痔瘻の坐薬の臭いが、発熱するたびに発散し、また、今まで服用した種々の薬の臭いが発散していくたびに、身体は次第に爽快になっていくのでした。

発熱によって身体の汚濁が排泄され健康になっていくことなど、全然予測しませんでしたが、自分自身の体験を通し次第に勉強させていただきました。

数回も病気をし、日頃から虚弱な身体でありましたが、長い間に健康への道筋が次第にはっきりとわかってきたのです。

自然治癒力（ホメオスタシス）

岡田師は、「人間は自然治癒力という、医療も及ばないほどの素晴らしい治病力を天から与えられている」と説いておられます。

数年前、私は某大学放射線科の教授の講演でホメオスタシスについて学びました。また、県衛生保健所長の講義でも取り上げられるなど、ホメオスタシスは学問の分野でも研究されており、生まれながらに具備しているこの力を有効に活用することが大切であると強調されています。

この天与の自然治癒力を忘れ、安易に現代医療薬品に頼って病気の解決に奔走していたのが、今までの私でした。

私は田舎に生まれ、田舎に生活しております。子供の頃、年輩の人々が病気から回復した人を「あの人も今では達者になったね」「病み抜いたんだね」など讃えておりましたが、そういう人が、大病をホメオスタシスで解決して元気になった人だったのでしょう。

昔から、「痛い部分に手を当てる」とか「傷口に唾液をつけて治す」とかいいますが、こうした一見、原始的、幼稚に見える動作の中にホメオスタシスの働きがあるのではないでしょうか。

最近急速に発達した医術・薬物により病気の解決は進歩してきました。しかし、医療への過度の依頼心から、私たち人間はこの天与のホメオスタシスの力を次第に忘れ、減殺してきたのではないでしょうか。そして、西洋医療一辺倒の時流は、尊い身体や内臓を切除することが進歩と思われるような誤った気風を生んでいると思われ、まことに惜しく残念なことです。

私は、「病気は浄化作用」の勉強を始めて身体の変化等を細かに観察するなかで、天与の治病力がたえず作用していることに気付かせていただきました。そして、この力を何とか大きな力に育てようとアレコレ取り組んできました。幸い、今では大きな力になっていると思うことがあります。

この力を大きく持ちますと、自分の身体の病気は自分で治すことができるわけです。生活していく上で最も大きな問題となる病気を自らの手で解決できれば、何と大きな安心立命の日々となることでしょう。

生きる喜び、それは病気の不安から解放された時から始まるのではないでしょうか。

そのような家族の集団になります時、家族の団欒《だんらん》が訪れるのではないでしょうか。

くすり

現在、中年以上の人で薬を常用していない方は少ないと思います。私の周囲の人もほとんどが、通院または薬の生活をしております。

かつては私も、そういう毎日の生活でした。家にはもちろん常備薬がありましたし、私は自分専用の薬箱をもっておりました。子供にも、「具合の悪い時は学校の帰りでもお医者さんに行くのだよ」と言いきかせ、医師にもそのようにお願いしておりました。そうすることが家族の健康保持には大切なことと思っていたのです。

健康のためにはアレコレと努めてきましたが、家の中の病気は減るどころか、反対に増えていきました。そして、私自身、動きが取れなくなり、「病気は浄化作用」の勉強に入りました。

医薬に頼らなくても健康になれる道はあると言われた時、こんな危険なことはないと思いながらも、百聞は一見にしかずと勉強に入りました。

昭和四十年頃、新田医学博士の講演を聞き、そこで薬の作用をはっきりと解らせていただきました。医薬学の教科書の第一頁目には「薬は毒物なり」とあります。本来毒物であるものの、一部を薬として使用しているのだ、という主旨の講演にはまったく驚きました。

「薬は必要悪として病気に対して使われているのですから、できるだけ使用しないほうがよい」とか。

講演では、各種の薬の功罪についてお話をなさり、集まった人々は驚異の眼で聞き入りました。

私は改めて薬を見直し、薬中心の生活であった過去の誤りを反省し、「薬」に頼らない生活になりたいと思いました。

もし、どうしても薬を使用しなくてはならない時も最小限に止めたいと思いました。

近年、薬の発達・普及は急速に進み、薬は生活必需品の中に座をしめています。病気も複雑化してきましたことは、まことに遺憾であります。

薬毒の複合汚染や相乗悪化が懸念される時代になりました。

しょせん、薬は元々毒物なのですから、身体に入れれば病気の苦痛緩和等には役立つものの、何らかの悪い影響があっても仕方ないわけです。

地球汚染の進行している時代に、せめて薬物による体内汚染は避けなければなりません。

六　日本医術浄霊

医術浄霊の理

人間を霊的な存在とみなし、霊体と肉体の両面からとらえた生命科学にもとづく新しい医療「日本医術浄霊」（以下医術浄霊）は、宇宙に偏満する「火素・水素・土素」を集中して掌から放射し、人間の健康を阻害する不純物を除去し、人間に内在する自然治癒力を高め、心身共に健康へと導くものである。

――本法の創始者、岡田師はこう説いております。

難解な新語でありますす火素・水素・土素等、理解しにくいところもありますが、医療機器や、いかなる薬物をも使用せずに、手先から放出されているこの三つの力を集中放射することによって、各人に備わっている本来の自然治癒力（ホメオスタシス）を高めて病気を解消し健康体に導くという、空前絶後の医術を、師は創始したのであります。

まさに、現代西洋医学の学術とはまったく異なる病気解決の健康法であります。

最初、私は強く反発を感じました。「病気は浄化作用」ということ自体、理解するのが容易でないところへもってきて、その病気を医術浄霊により解決するという。論理が飛躍し過ぎていて、とうてい容認できず、理解する気にもなれませんでした。

ただ、病気で苦しんで休んでいる私に近所の遠藤様が手を翳《かざ》した時、苦痛が次第に緩和されていったことで、これは何かあると思いました。現代医学で多くの人の病気が解決されていっているその反面、私のように、なかなか解決できず、年中病気に苦しんでいる人がいるのも事実です。しかし、突飛を越えて空想のような医術浄霊、ただ啞然としたばかりでなく、別の世界に夢遊しているようでした。

遠藤様は数日続けて私に医術浄霊を取り次ぎました。しかし、強情な私は、遠藤様に助けてもらうなどとは微塵も思ったことはないし、頼んだこともないのです。ただ、苦しんでいた私は、誰が来ても意のままにできた状態でした。医術浄霊のことはしばらくおき、「病気は浄化作用」ということを知りたかったので、私はいわれるままに遠藤様の先生の会に同伴したのでした。

先生は浄化作用のこと、医術浄霊のこと等教えて下さいましたが、浄化作用にすら驚いている私には、医術浄霊のことまで聞き入れる余裕はありませんでした。

不思議なことをする先生の下に集まった人々が、何の躊躇もなく次々に医術浄霊を受ける姿が、私には奇異に感じられました。しかし同時に、「病気は浄化作用」ということを学ぶのなら、私は医術浄霊も共に勉強しなくてはならないようだと、心中ひそかに思い、ますます迷路に踏み込むことになるのだと、大きな不安も起きたのでした。

医術浄霊の力

私が最初に医術浄霊を受けたのは痔瘻の時です。前にも書きましたように、病床に伏しておりました時に近所の遠藤様からでした。その時、私は熱と苦痛で苦しんでおりました。

二ヶ月くらいで両方の臀部の化膿は解決し、肛門とその周囲もだいぶ良くなりました。そして、六ヶ月ほど経ちました時には、外部も癒されました。

その間、医術浄霊を受け、浄化作用や医術浄霊の勉強を重ねました。そして、自分の身体の変化を通して、その事実の中に次第にわかり始めました。

医術浄霊を知るには、自分が受けるばかりでなく、人様へ医術浄霊をさせていただくことが大切ですとの指導を受け、時々私も取りつがせていただきました。

不思議なことが多々ありましたが、病気の多い私の家の空気が次第に明るくなり始めましたことは、何より喜ばしいことでございました。

平成三年、上の孫息子が自転車で走行中に乗用車にはねられて引きずられ、大騒ぎになりました。特に頭の怪我の状態から、その方の専門である甲府市内の病院に搬送されて手術となりました。待合室には家族・親戚を初め学校の先生からPTAの役員までつめかけ、大変なご心配にあずかりました。

手術前、医師から、レントゲン写真による詳しい怪我の状態と手術について説明がありました。いよいよ手術室に搬び込まれましたので、私は控室から手術室の孫に向かって医術浄霊を行いました。

「アッ、宏《こう》ちゃんの後頭部の下のほう、首の上部に変な固まりがある」

と、私は大勢の前だということも忘れて思わず声を出しました。みんな怪訝な顔で私を見つめておりました。私はさらに医術浄霊を続けました。時間の経過はわかりませんでした。

「アッ、とれた！　なくなった、なくなった」

私はまたもや声を出してしまいました。

誰一人、何も言いませんでしたが、重苦しい雰囲気がますます奇異なものになりました。

手術が終了し、先ほどの医師が再び説明・報告に見えました。

「手術は無事終了しました。ご安心下さい。実は、手術前に後頭部に出血がありましたが、レントゲンでは映っていませんでした。この出血が脳内に入る危険があったわけです。もし入れば、この人は一生不具になります。その出血がなくなったのでございます」

一同、顔と顔を見合せました。私は、先ほどの医術浄霊で解決したのではないかと、思わず歎息し涙がこぼれました。

岡田先生、ありがとうございました……震える心の中で手を合わせ、感謝申し上げました。

孫はその後も順調に治癒回復して退院しました。今では、長髪のためもあって大きな傷跡も見えません。何の異状もなく、毎日元気で通学しております。本人はもとより家族にとりましても、最も大きなことでしたが、現代医術の力と医術浄霊の力とによって起死回生の新生命を与えられたのだと思っております。

以来、私は現代医学と医術浄霊の相互協力ができますなら、病気や負傷等の心配のない世の中を招来するのではないか、とひそかに思っております。

医術浄霊の恩恵

漠然として把みどころのわからなかった医術浄霊も、年と共に、その底に流れるのは大自然の力であることに気づかせていただきました。

そして、人間も自然の中の一存在であり、自然に順応することによって健康に恵まれ、幸福が与えられることを次第にわからせていただきました。生涯病弱で苦しみの中に終わるのではないかと思っていた私も、医術浄霊の恩恵と浄化作用の学びによって起死回生の人生を迎え、楽しく健康な毎日を送っております。

顧みて、大病と思われる病気はもちろん、数々の身体の異常も次第に正常化され、年老いて身体の調子は次第に順調になりました。

痔瘻、十二指腸潰瘍、胃潰瘍、盲腸炎、尿管結石等の病気がすべて、手術することなく治癒され、正常になりました。いずれの病気も、床につくことはわずかで、周囲にもそれほど心配もかけずに、最小の費用で最大の恩恵を受け、世間での入院・退院・療養等を考慮すれば夢のように一つずつ解決しました。

そして、その一つひとつの病気に対応しているうちに、人体の絶妙な不思議さも知ることができたのです。

夫の私が病弱であったほどに、妻もけっして健康体ではありませんでした。若い時から入院、通院、薬の使用を繰り返しておりました。

なかでも、結核性頸部淋巴腺炎では最も苦労しました。頸部の淋巴腺炎が一周りすれば生きていられない、と医師からも言われておりました。それが、医術浄霊と自然食生活のおかげでしょうか、元気を回復し、現在は普通に生活しております。

三年前、実家の弟が帰幽しました。その葬儀の夜、兄弟がその家に集まりました。話題がたまたま病気のことになった折、弟の一人が申しました。

「ときに、田舎の姉さんはよく元気だね」

「雅仁兄（医師の従兄弟）が長くはむずかしいと言っていたが、最近はかえって元気になりましたね」

私の妻がいま元気でおることが不思議なことと、皆驚いているのです。

妻は三十歳、四十歳の頃、危険な時があったのですが、いずれも乗り越えてきたのです。私は、医術浄霊を受け自然食生活につとめていることを伝えました。

「そういう不思議なこともあるものかね」

酒の座の一コマでした。

その他、家族の人々が受けました病気解決の恩恵はたくさんあり、お蔭様で家族八人、病気の心配はほとんどなく生活して参りました。

七　完全健康人

完全健康人論説

岡田茂吉師は、病を癒し完全な健康人を作ることが目的だ、と論説して、さらにこう教えておられます。

「完全健康人とは、滅多に病気には罹らない、たまたま罹るとするも、放置しておけば簡単に治ってしまう人なのであります。それは、浄化力が旺盛であるから、病気である毒素が多量に堆積しないうちに排除作用が行われるからであります」

浄化の理を学びそれに順応する生活に切り替えていけば、自然治癒力が高められて健康体に一歩一歩近づいていき、完全な健康人になれると思えるようになりました。

その昔、今の中国から蓬萊島《ほうらいじま》すなわち日本に渡来した徐福《ジョフク》は各地を訪ね、不老不死の妙薬を求めて探し歩きました。しかし、念願が果せず、ついに帰国することが出来なくて生涯を日本で終りました。その遺跡があちらこちらにあると聞いております。

当時、浄化作用の理論や医術浄霊があったなら、歴史は大きく変わっていたであろうと思います。

現在、私は医術浄霊や浄化作用について学び、研究に努めておりますが、その真実性はしっかり認識しました。その奥の深さは計り知れませんが、これこそ不老不死の妙薬と思えてなりません。

それだけに、さらに勉強を積み上げ、自分自身の身体を完全健康人に一歩一歩近づかせたいと思っております。

私自身の身体の変化

前にも書きましたように、病弱であった私は小学校三年の時、左中耳炎を患いました。学校がひけると私は、富士川を渡し船で越えて対岸の医院に治療に通いました。

当時、左耳の中からの排膿はなかったものの、自分自身、どことなくすっきりしませんでした。以来、左耳は次第に難聴になり、二十歳くらいの頃からほとんど聞こえなくなりました。

それが、四十五歳の頃から、左耳の中に痛みが起こり、耳の中がかゆくなって耳垢の固まりが時々出るようになりました。そして、かすかながらも聞こえるようになったのです。それでも、電話の聞き取りはできませんので、事務中は左手で受話器を取って右の耳に当て、聞きながら右の手で筆記しました。

その後も左耳は時々痛くなりましたので、医術浄霊を受けました。

それが、七十歳をすぎてから完全に聞こえるようになって、左手で受話器を取り、左の耳で聞きながら筆記するようになりました。

顧みるに、およそ六十年振りくらいに左耳の機能が復元したのです。私は、左耳の中の毒素が耳垢となって押し出されて機能が回復したのだと思っております。

十五歳の夏、水泳の後風邪で寝込みました時、鼻汁が異様な臭いになりました。その後、甲府市にあります県立病院他二医院のいずれでも耳鼻咽喉科専門医に診察していただきました。

左蓄膿症、右鼻中隔湾曲症、萎縮性鼻炎の三つの病名をいずれからも言い渡され手術をすすめられました。なお、その中の萎縮性鼻炎は、当時の医学ではどうすることもできないと申し渡されました。鼻中隔湾曲症と左蓄膿症の手術を受けましたが、手術後の経過は良くありませんでした。その中の左蓄膿症は、二年くらい経過して再発しました。鼻での呼吸は困難となり、手術後の頭痛と重なって学業成績は下がり、ほんとうに悩まされました。

医術浄霊を受けて六ヶ月くらい経過しました三月末、頭重と高熱に襲われ、生まれて初めて枕から頭を上げることができませんでした。

翌朝になると、蓄膿症の膿が驚くほど多量に排泄され、その臭いは部屋いっぱいに充満しました。私自身ですら我慢できないほどの悪臭でした。

そして、頭はスーッと軽くなり、眼は明るく周囲がパッと見え、気分は爽快になり、夢のようでした。以来、時々少量の膿汁が出ました。今では呼吸が容易になり、頭が重苦しいことはありません。

萎縮性鼻炎は両眼の間と、その上下と思っております、その部分がいつも冷たく気にかかっておりましたが、二年ほど前からその冷たさが次第に和らいで平常の温かさになりました。萎縮性鼻炎が解消したのだと思っております。今では、家族の中では誰よりも私が微妙な匂いでも感ずるようになりました。

私はまた、扁桃腺から咽喉、食道、鳩尾《みぞおち》にかけて、下になるほど冷たく、鳩尾の部には冷たい塊のようなものがありました。

二十八歳の時の病気の後から、扁桃腺には毎日、ルゴール液を塗布してきました。当時、扁桃腺と咽喉は紫色を呈し、発声にも不自由でした。しかし、四十二歳で医術浄霊を受けるようになり、ルゴール液の塗布を止めました。

医術浄霊を受けるようになりまして、咽喉がよくかわきますので、毎日、水を飲みました。今では扁桃腺炎もすっかり良くなりました。鳩尾の部の冷たい塊のようなものも次第に温かになり、最近は他の部と同じような肌温になりました。お蔭で、歌うと苦しかった歌や吟詠も容易になりました。扁桃腺が正常になるにつれて、首後右にありました瘤が次第に軟らかく小さくなり、今では指先にほとんどさわりません。押さえると多少の痛みはありますが。

耳鼻咽喉は、なんとも長い間の苦しみでした。それが現在ほとんどなくなったのです。したがって、首や肩の寒さも消えました。浄化されたのだと深く感謝しております。

肩凝りは、前にもふれましたように、二十八歳の病後から毎月按摩マッサージ師にかかっておりました。しかし、四十二歳の時に医術浄霊を受けるようになってからは、按摩マッサージはやめました。今では、肩が凝るということはほとんどありません。

また、幼時から腹痛が時々あり、胃痛も時にありました。食欲不振はよくありましたが、十二指腸潰瘍、胃潰瘍等の病気が解決してからは、胃の心配事はなくなりました。

そして、食欲が旺盛になりますにつれて肉類が食べられなくなり、さらに魚や牛乳、卵等も次第に敬遠するようになりました。

菜食、特に季節の野菜の味、香り等を大きく感ずるようになり、米の味と共に食べることが楽しみになりました。

盲腸炎と尿管結石が併発した夜の苦痛は尋常ではありませんでした。このときのことは前にも書きましたが、苦悶のうちに眼が覚め、自分がどうしたのか、どこにいるのか、全然わかりませんでした。唸っている自分だけでした。間もなく妻と娘の声がしましたので、「電気をつけてくれ」と頼みましたところ、「電気はつけてありますよ」との声に、自分の眼が見えなくなっているのに気づいたのでした。体温が急速に下がり、妻や娘の手が火のように、焼けるように熱く感じてきました。人間の最後の時の状態かなと思いました。

医師の診察がなくこのまま死んだ時のことを思い、入院のために身体を動かし始めました。すると、畳が見えてきましたので、やはり眼が見えなかったのだと気づいたのです。

入院して病名が決まりましたので、退院をお願いし、次第に元気を回復しました。

病気はやはり浄化作用であったわけです。

妻も家族もあきれておりましたが、厳しい浄化により体内の不純物、毒血が排泄清算されたのでしょう、以前より身体は良好になりました。

腰は、三十歳頃から苦痛になりましたが、痔瘻が解決してから次第に軽くなり、今では腰の冷たさもなくなって、作業中も苦痛を感じることはほとんどありません。長時間の鍬の作業や、鎌による刈り取り作業でも、苦痛は起こりません。

脊椎の冷たさもほとんど消え、長い時間座っていても体を支えられるようになりました。

右足鼠蹊部にありました瘤もほとんどなくなり、両手両足とも温かく軟らかになり、人様からほめられることがあります。歩くことが軽快になり、町民運動会では毎年、三千メートルのロードレースに参加できるように変わりました。

身体全体が温かで軽快になり、農作業も苦になりません。長い間の浄化作用によって体内の汚濁が、ある時は大病で、ある時は小さな病気で、また農作業で汗となって排泄された結果と思います。

生まれながら病弱だった私にはまったく予想もしなかった大変化です。夢以上の夢です。周囲の人も驚いています。長い間の苦しみを思うと、感謝の涙が止まりません。

天与の浄化作用ホメオスタシスと、医術浄霊の偉大な力と、自然栽培の米・麦・野菜の食生活とにより、私は生まれ変わったのです。

胃潰瘍や十二指腸潰瘍の時、普通の食物は咽喉を通りませんでしたが、自然栽培の米と野菜なら通ったのです。ほんとうに涙の中に頂戴しました。

昔から身土不二と言われますが、純正に自然の状態で栽培したものは、身体がどんな状態の時でも受け入れられるのだなと悟らせていただきました。そして、真理ということを朧気《おぼろげ》ながら少しずつ学ばせていただきました。

数々の大病も、この自然食のお蔭でほとんど床に就くこともなく治癒したのです。

手術を必要とする数々の病気も、すべて手術することなく全快しました。

私は今、老境に入りましてますます元気に動いております。

〝病気様、さようなら。あなたも私の身体の中で永い間ご苦労なさいました〟

と思えるこの頃です。予期しないほどに元気になれたのですから、今からは何なりともさせてもらわなくては申しわけないと思うこの頃です。

では、身体は完全に健康になったのかと申しますと、まだまだでございます。

一昨年、手足の関節の痛みで医師に診察していただきました。関節炎と診断され、「今から二、三年はかかります」と言われました。その頃から毎晩のように寝汗をかきました。昼間はできるだけ動きました。今までほとんど休むこともなく毎日動いております。非常に痛い時があります。重いものを持つことができないこともあり、ちょっと不自由なことが時々あります。また、歩行中に膝関節が急にグギッとなって坐折したこともありましたが、関節の黒色の部分がだいぶきれいに浄化されました。

右手は時々震え、字を書くことが困難なこともあります。私の家は昔から中風の気があると親からも聞いております。その清算が始まったのでしょうか。

これ等の症状が一つひとつ浄化解消され、その暁には今よりさらに健康になれると楽しみにしております。

起床は、夏は四時から四時三十分くらいで、就床は午後九時頃です。冬は起床が五時から六時くらいで、就床は午後九時頃です。

食慾は、通常変わりなく、不振ということは滅多にありません。米と野菜の美味しさは格別です。

今まで、大きな病気、大きな浄化の時は身体の動かし方をそれなりに加減し、大きな苦痛の時は身体を休息させました。

総じて、浄化が大きく強い時は動くことが困難になり、眠りたくなりますので、休息し床に就きます。

・無理をせず、できるだけ自然に任せようと思っておれば、その方が結果が良くすみました。そして、健康な時はできるだけ動きます。

八月末頃、いつものように朝、作業衣に着替えておりますと娘が、

「おじいちゃん、顔より背中の方が日に焼けて黒くなりましたね」

と言いました。私は、夏中労働した勲章だと思いました。

こんなに思いがけなく長生きさせていただいて、社会のため、あるいは若い人達のために何か多少なりともお手伝いさせていただきたいと、自然農産物の栽培につとめておるこの頃です。

私の心の変化

身体の病弱を心の緊張で支えてきた私――それだけに、世にいう〝鎧を着ていた〟状態でしたが、最近はそれがほぐれ、ゆったりした気分になりつつあります。病気の解決が心にゆとりを生み、そのつど緊張がほぐれ、対応が気楽になりました。

自分の考えが正しいのだからと強く押し通そうとした思いが消え、相手の意見を聞く耳と時間が持て

るようになりました。

また、何かにつけせっかちであった私が、待つことができるようになりました。したがって、心も次第に和らぎ、相手の立場に立っても思えるような心のゆとりが生まれ、相手を赦す心の幅が持てるようになりました。

そして、身体が次第に健康を回復するにつれ、病気の原因は自分にあったのだと、過去の自分を省みて恥しく思いました。

古諺に「健全なる肉体に健全なる精神が宿る」とありますが、性行と肉体は平行していることを、自分自身の身体で学ばせていただきました。

身体は病弱でも心はまっすぐだと思ってきた過去を振り返り、恥しく思いました。

その意固地さゆえに多くの人にご迷惑をかけてきたことが反省され、忸怩《じくじ》たるものがあります。

さらに、種々のことでご指導、ご支援、ご協力下さいました方々には、敬意と感謝の心の足りなかったことを大きく反省しました。

自然食は健康の基底

昔から「食は命なり」と言われてきました。

食べることは、生身の我々には何より必要なことです。そのために、栄養学とか調理方法とか加工技術とか保存とかの研究を重ね、アレコレ創意工夫して今日の食文化を築いてきたのです。

その材料の穀物、野菜、果物、魚貝類、肉類、海藻類等は、何千何万年以前から先人の努力により開発育成されてきました。我々はこうした数知れない多くの努力の結晶を食膳にいただいて参りました。

そして、日本人は肉食が足りないとか、糖分を摂り過ぎるとか、塩分が多いとか、アレコレ論議され、現在の食生活に落ち着きました。

病身の私の食事については、家族もアレコレ配慮して大変であったと思います。

食べるものに注文をつけがちな私が痔瘻で床に就いていた時、近所の遠藤様が持参して下さった一本のトウモロコシの味の何と美味しかったことか。当時は家でもトウモロコシを作っていたのですが、大きなショックを受けました。何か身体の中が豊かに満たされたような感じを受けました。新しい活力が生まれたと思いました。

聞けば、「自然栽培のトウモロコシです」とのこと。自然栽培とは、化学肥料や人糞厩肥等を施さず、もちろん農薬も使用せずに作ったものだとのことに、私はますます奇異に感じました。

化学肥料を施さなくてこんな味の良いトウモロコシが作れるはずがない、この人は何か勘違いしていると思いました。

しかし、翌日持参なさったトウモロコシも素晴らしい味です。美味かった、力になったと、胃から咽喉から、身体から答えが返ってきました。

不思議なトウモロコシ？

次の日お持ちになった野菜も、小さくて形は良くないけれど、味があり、香りが高く、体力が充実するのを強く感じました。

「自然栽培とは岡田師が創始された農法です」と、遠藤様は教えて下さいました。

それはどんな農法なのか。

化学肥料や農薬をいっさい使用せず、自然の力を応用して作物を栽培する農法だといいます。私は反発を感じながらも、「百聞は一見にしかず」と学びながら試験栽培を始め、やがて全耕地面積を切り替えて自然栽培の食生活に努めました。胃潰瘍や十二指腸潰瘍の時でも、自然栽培の米と野菜は咽喉を通ったのです。栄養いかんよりも、現代の学問では計り難い何かがあるのです。

反発を感じながら始めた農法、不安に思いながら栽培を進めた農産物に助けられました。

私は栽培を続け、自分でそれを食べながら勉強しました。理解することがむずかしかったのは、今までの栽培方法を是と信じていたからでした。虚心に作物に向かい眺めているうちに、少しずつわからせていただくことができました。

そして、化学肥料も農薬も、多少の毒性を持っており、その毒性を作物が吸収するのですから、味が落ちるのも風味が欠けるのも当然のことだと次第にわかりました。

自然栽培の米、野菜、さらにその原料を使った加工食品から成る食生活を続けるうちに、身体が次第に充実してゆくのがわかるようになりました。

そして、自然食こそ本来の食料であり、それによって真の健康体になるということが、自分の身体を通してハッキリと理解されていきました。

時に旅行等して外食を重ねると、身体の中の力が抜けるのが感じられます。帰宅して家の食事にありつくとホッとします。私の身体にはどうしても自然食の食べものが必要なのだと実感し、化学物質に犯されない、自然の力が充実された食料の尊さを身に沁みて感じてゆくのでした。

自然食を重ねてゆくなかで、身体のなかの機能の動きが変わってゆくと思えるこの頃です。

八　自然食への歩み

終戦と食糧

敗戦という、まったく予想しなかった史上にない過酷な運命は、日本国一億の人々を虚脱状態に追い落とし、その上、食糧の絶対的な不足から、食べることに汲々とした毎日になってしまいました。

このまま食糧不足が続けば日本人は千五百万人が餓死するであろうと、連合軍は発表しました。そして、食糧の放出を行なったので、我々は餓死からまぬがれることができたのです。

農家は供出の命令を受け、倉庫にあるものは全部供出しましたが、ほとんどの人には食糧の買い出しが毎日の仕事でありました。

山野の栗、胡桃《くるみ》はもちろん、食べられる茸《きのこ》や野草は芽が出ると次々に採取され、野草の茎や葉は言うまでもなく、食べられるものはすべて食べ尽されました。

その他、川魚、小鳥、動物等、すべて食膳に供しました。私も隣家の人に誘われて奥山の栗拾いに行きました。眠っている温泉街を通り抜けて麓につきましたが、まだ真っ暗でした。当時は懐中電灯がありませんでしたので、真っ暗な山道は登れません。夜が白むまで其所に休みました。

頂上に着いたのは早朝でしたが、すでに数人の人が栗を拾っておりました。私も夢中になって拾い、気がついた時には大勢の人々がいたので驚きました。風が吹くたびにバラバラと栗が落ち、面白いほど次々に拾うことができ、私は粉袋に七分目くらい拾いました。多い人は袋がいっぱいでした。帰路、相当険しい道だったので驚きました。標高七百米くらいの山頂であったのでした。

帰宅後、家族みんなで選別し、大きい栗は茹でて日干しにし、小さいものは皮を剥いて御飯にしたことを思い出します。

栗は供出の対象外ですから、拾ったものは全部、安心して自家消費しました。

当時、私の家は、籾はもちろん、大麦、小麦、馬鈴薯、さつま芋、大豆、大根等、少量ですが供出する零細農家でしたので、弟の復員や疎開してきた親戚の人等で食べるには四苦八苦しました。

そのため、本当に狭い土地でも開墾して栽培に懸命に努力しました。

そのような時ですから、化学肥料の配給がたとえ少量でもありますと、ホッとした気分になりました。

数年後、化学肥料が配給制度から自由販売になった時の農家の喜びは格別で、食糧増産に前にも増して努力が始まりました。

幸い、大混乱もなく、餓死者もほとんどなくすみましたのは、何よりの幸いでありました。

化学肥料と農薬の農業

戦前戦後の食糧の増産は、農家には最大の命題でした。その間に使用しました化学肥料の効力は絶大で、化学肥料を除いての農業は考えられないような風潮に次第に傾いていきました。

かつて刈草等で作られた堆肥の使用は年々減少し、労力がかからず増収につながる化学肥料は次第に種類も増え、人々は競って新しい肥料の使用につとめました。

化学肥料の使用により、すべての農作物は草丈が伸び、葉も大きく、実も大きくなりました。

農家が化学肥料の使用量を次第に多くして増産に喜んでいる時、これまでなかった病気や害虫の被害が発生して大さわぎになりました。

その防除に農薬が使用され始め、化学肥料と農薬は農業経営上、不可欠の資材となりました。

古老の間から、「最近、田畑の耕土が硬くなった」「痩せてきた」「酸性化してきた」「これは堆肥の使用が少ないからだ」との声が上がりました。

また、農薬撒布の時は気分の悪くなる人が時々あって、共同撒布を敬遠する人も出てきました。そして、何かにつけてあわただしい農業になっていきました。

山間の零細農家に生まれた私は、幼少の頃から繭《まゆ》の生産の手伝いをしてきました。当時、生糸の輸出は国策上最重要であり、生糸を作る原材料の繭の生産は、農家の現金収入の柱でもありました。

その養蚕も、戦時中の食糧増産のため、私の集落ではほとんど掘り取られ、すべての田畑は食糧の増産に隅から隅まで耕作されておりましたほどに、堆肥作りに代わり化学肥料は年ごとに使用量が多くなっていきました。

化学肥料の使用量が多くなるほど、病虫害も増大し、農家の悩みの種も大きくなりました。また、化学肥料の使用により、すべての作物は急速に大きく濃緑色になって、一見、品質も向上したかのように見えましたが、水っぽくて腐りやすく大味で、そのものの香りも弱くなりました。

農家は多くの農産物を年間保管し、順次食糧として使用するのですが、化学肥料を使用するようになって間もない頃から保存が悪くなりました。腐敗しやすく、小虫が発生するので、保管中途でときどき取り出して手入れをしなくてはなりませんでした。

さらに、耕土の酸性化は土質を硬化させたばかりではなく、細い雑草が無数に生え始め、除草にも苦慮するようになりました。

間もなく除草剤が販売され、農家は競ってその使用を始めました。

除草剤に前後して洗剤の普及が急速に進みました。表面上は農家も家庭生活も容易になったように見えましたが、田畑の小動物、微生物に与えた影響は甚大でした。水田の小虫ドジョウやタニシ、畑のミミズは急速に少なくなり、用水路のメダカをはじめ沢蟹、小魚から蛙や蛇等まで、一時はほとんど姿が見えなくなりました。田植の頃から飛び交ったホタルもほとんど見えず、自然界は大きく変わりました。

これ等のものがいなくなるその前には、奇形の姿に変わり、あまりにも無残でした。眼の飛び出たもの、尾が半分のものや曲がっているもの、又はないもの、その他身体に異状があるものが多くなり、そういう状況が数年続いている間に、次々と姿を消してしまったのです。

特に強く印象に残っているのは、隣の水田の人が畦に除草剤を如露で撒布したときのことです。その液が用水路に流入するなり水路の中のドジョウらが無数にとび上がり、数日にわたってその死骸が出たのです。

かつて、公害の恐しさを報告した米国のレイチェル・カーソン女史の著書『サイレント・スプリング』は、『沈黙の春』として日本でも多大な反響を呼び、公害を我われの身近に、現実の姿として見せつけました。また、有吉佐和子女史の『複合汚染』に描かれた自然界の汚染の姿も、田畑や河川の中に現われてきました。

なお、除草剤を使用後の米の味は誰一人気づかぬ者はなく、今では自家用米栽培の者の多くはだいぶ量を減らしておるようです。

自然栽培の野菜を食べる

前にも書きましたが、昭和三十五年八月末、私は痔瘻《じろう》が急速に悪化したので近くの堀内医院に行きました。医師は「貴方の病気は手術以外に解決の方法はないのです」と厳しく説諭なさいました。

帰宅して床に就いておりましたものの、肛門ばかりでなく両側のお尻の部分もおかしくて座ることもできず、とうとうその部分も化膿し始めたのでした。相当の高熱になり、食欲はほとんどなくなりました。

そんなとき、遠藤様がすばらしい味のトウモロコシをお持ちになったのでした。

「食事は進まなくても、これを食べてみませんか」

私はちょうど空腹を感じていた矢先でしたので、言われるままに食べました。何と美味しかったことか。私は夢中で食べました。

私の家でももちろんトウモロコシを作っておりましたが、こんな素敵な味の良いものは作れませんでした。房は小さいけれども粒はしっかりついておりました。どの農家でもこんな小さな房は不出来のものとして食べない家が多いと思いますが、味の不思議さを今でも思い出します。

遠藤様は次の日もお見えになり、手を翳し、トウモロコシをお持ちになりました。私はだいぶ気分が回復したので、話し合えるようになっていました。

「このトウモロコシは化学肥料を施さなくて作りました。自然栽培で作りました」と、遠藤様は教えて下さいました。私は農家ですが、遠藤様は非農家なので農業のことはわからないと思っておりましたのに、新しい農法を聞いて驚きました。肥料を施さなくて作る、しかもこんな素晴らしい味、いったい自然栽培とはどういうことをして作るのであろうか――と。

当時、作物の味を良くするものとしては過燐酸石灰が定評でした。考えれば考えるほどわからなくなったのでした。

起きられるようになりましたなら、その畑に行ってみよう――そんなことを思って心は落ち着きました。遠藤様が枕元に置いていかれた一冊の本を何気なく手に取って読みました。まだ相当の熱と痛みが時にありましたが、所々読み散らしました。

「真理に外れていると病気になる」

「病気は浄化作用である」

その他にも読んだのですが、頭に入りませんでした。いえ、入れようとしなかったのです。反発することのほうが多かったのです。

ただ、病気は悪化作用と決めていた私は、病気は浄化作用と読んで驚愕しました。

何という大胆な主張……現代社会を混乱さす一文……現代文化の破壊思想……恐るべき思想……その

思想から作られたトウモロコシの味……何がなんだかわからない……冷静に心を制して考えたが、わからない……病気の苦しみを忘れてこのことを質《ただ》すべきか……これ以上深入りしない方がよいか……虎穴に入らずんば虎児を得ず……手術前に勉強してみよう。

気が交錯して心が定まりませんでした。

自然農法創始者・岡田茂吉師の哲学

自然農法の創始者、岡田茂吉師は東京の人であります。浅草に生まれました。生来、身体が弱く、青年期に肺結核を病み、東京帝国大学の入沢達吉医学博士に診察していただきました。しかし、医薬の効もなく、博士からすすめられました転地療養と野菜食の生活に切り替えたのでした。

そうした生活を続けておりますうちに健康が回復なさった体験から、病気について幅広い視野から取り組み、病気の根本原因や野菜食の効果等、独自の研究を深くしておられたようです。

昭和十年頃からは自ら田畑に作物を栽培なさいました。水稲や野菜に化学肥料や農薬等をいっさい使用せず、自然のままの状態で栽培して生育を観察し、その収穫物の試食研究も重ねられました。そして、新羅万象いかなるものといえども大自然の恩恵を受けて生活しており、作物といえども太陽よりの火素、月よりの水素、地球よりの土素の三大元素によって生成化育されるのであると、作物生育の根本原理を解き明かされました。

化学的にいうなれば、太陽よりの火素は酸素であり、月よりの水素は水素であり、地球よりの土素は窒素であります。

この三元素が抱合密合一体となって万物は生成化育されるのである、とまさに破天荒の論文を発表なさいました。

さらに、この三元素により栽培されたものほど霊気が充実しており、人間の身体に大きな力となると、左記のように説かれました。

すなわち、――人間の精霊を養うものは食物の霊気であり、人間の体を養うものは食物の体である。しかるに、人間の活力の根源は霊気の充実である。身体の強弱は、じつは霊気の充実と否とにあるのである。しかるをもって、健康の根本は霊の多量に含まれているものを食えばいい。さすれば、精霊の活力を増し、精霊の活力が増せば肉体の強健を増すのである――と。

ゆえに、化学肥料や農薬を使用する農業は間違っているので病害虫が発生しやすくなる、と真の農業のあり方を解明したのです。

そして、自然栽培で作られた作物は味が良く、そのもの固有の香気があり、保存に耐える。この栽培方法こそ真の道であり、真理の道である、農業の哲学である、と説き示されました。

したがって、農業者はこの道を踏み行ってゆくことにより真の幸福な家庭が作られるのである、と説諭されました。

私は、この岡田師の論説とあのトウモロコシの味こそ本物であると思える心も多少湧いてきました。そして、この自然栽培では公害が発生しないことと併せて、これこそこれからの真の農業であろうと、一面で大きな疑問をもちながらも、自らが足を踏み入れる気持ちになったのでした。

自然農法に取り組む

●自然栽培の試み（一年目）

昭和三十七年三月末早朝、私は田圃に下りました。

露は冷たく、冷気が肌を刺しました。

「百聞は一見に如かず」と、創始者・岡田師の唱える自然農法による栽培を、一アールの水田から始めることにしたのです。

面積が狭少なので一人で準備をし、一人で手植で行いました。化学肥料を施さないだけで、他のことはすべて今までの栽培方法で行いました。

一般の栽培の水稲に比べ活着が遅かったので、なかなか青緑色になりませんでした。したがって分蘖《ぶんけつ》も遅くて心配しました。七月末から急速に成長しましたが、草丈も分蘖も一般の水稲には追いつけませんでした。

ただ何となく硬く、朝露を浴びた姿は他の水稲より生き生きとして見えました。天に向かって、突っ立っている感じがしました。

十月、稲刈りをしました。普通の水稲はザクザクと稲刈鎌で刈る音がするのですが、自然栽培の水稲は、ガリガリと鎌に力を入れて刈りました。刈った後の株のしっかりしていることに驚きました。

籾の収量は、一般より一割くらい減収でした。

精米屋さんが、「この籾はスルスルと皮がとれて玄米になり、今までの籾と違いますね」と言っていました。

炊くと、香りが高く粒が光ってしっかりしていました。炊いた米粒が立って見えました。食べて風味もあり、創始者・岡田師のおっしゃる通りで、自ずと頭が下がりました。

体験者から、「二、三年は減収になりますよ」と言われました。また、土の中に化学肥料成分が二、三年は残っているので、それを過ぎれば本当に良い米になると教えていただきました。

減収は覚悟の上でしたが、実際ことに当たると、農業としては大変なことです。しかし、その質が良いので、来年も取り組もうと心を決めました。

減収を極力防ぐために、植え付けの作間株間を少々近くして坪当りの植え付け株数を増やすことと、田植をできたら早目にすること等に配慮しよう。多少の減収は覚悟で、水稲はもちろん、野菜にも取り組んでみよう。量より質を考えよう。将来を考えると、今は我慢して心を入れて実施しよう——不安のなかから意欲が湧いてきました。

●全耕地自然栽培

農業者の一番の希望は増産です。その理論的な裏付けは具体的にわからないけれど、実際に行ってみるとほとんどのことが創始者・岡田師の理論通りですし、私自身にも意欲が湧いてきました。ですから、このまま前へ進もう、公害の発生しない健康食品が作れるこの農業こそ農業のあるべき姿だと、私は翌年の化学肥料の注文を取り止めました。

台所を預る妻からは反対の声があがりました。世の中がまだ食糧増産に努力している最中、減収するにもかかわらず全部切り替えるということは家の経済にも影響する。第一、世間にも申しわけないので、試験程度の実施にとどめていただきたい——と。

近所の元老も見え、強くお叱りを受けました。

「貴方の始められた栽培方法は現代社会に入れられるものではありません。貴方ほどの人が、どうしてそんなに迷うのですか。貴方が迷えば、地域にも大きな影響があるのです。先日も、農事組合の役員会で話題になり、〝困ったものだ〟というのが全員の意見ですよ。私は皆を代表して来たのです」

私は自分の病気のこと、自然食のこと、身体の変化等のことを申し上げ、これはどうやら大切なことと思うので、栽培実験と、食生活に取り入れての実験をしてみたいのだということ、そしてしばらく目をつむっていただきたい、よくないことがわかったら必ず取り止めるから、と申し上げたのでした。

家庭内で相談の結果、野菜畑は二分し、半分は従来通りの農業栽培をし、私が残りの半分と水田で自然栽培を行うことになりました。以来、水田は全部、半々で始めた畑は一年遅れて全部を自然農法に切り替え現在に至っております。

水稲にウンカが大発生した年がありました。農薬を共同撒布することになりましたので、私の田の撒布を断りましたところ、皆から大きく叱られました。

「貴方の田のウンカが他の水田に蔓延したら、その責任をどう取りますか」と詰問された時は返す言葉もなく、皆に従いました。

共同撒布は一回で、後は各自自分の水稲の撒布をしました。隣の水田の方は農薬撒布に最も熱心な方ですから数回撒布し、そのつどウンカの一部が私の田に飛来しました。

飛来したウンカは水面に近い茎の部にたくさん集まっており、手で潰すと手が紫色になるほど大量におりましたが、水稲には何の被害もありませんでした。自然栽培の水稲はしっかりしていて、ウンカも食べませんでした。

この現象から、私は私なりに思いました。自然栽培の稲はそれだけ清浄なので、ウンカの発生もなく、また、たとえウンカがついても、吸収するものがない。ウンカは、稲の中の不純なものを吸収するので

私が実践している
自然栽培の耕地

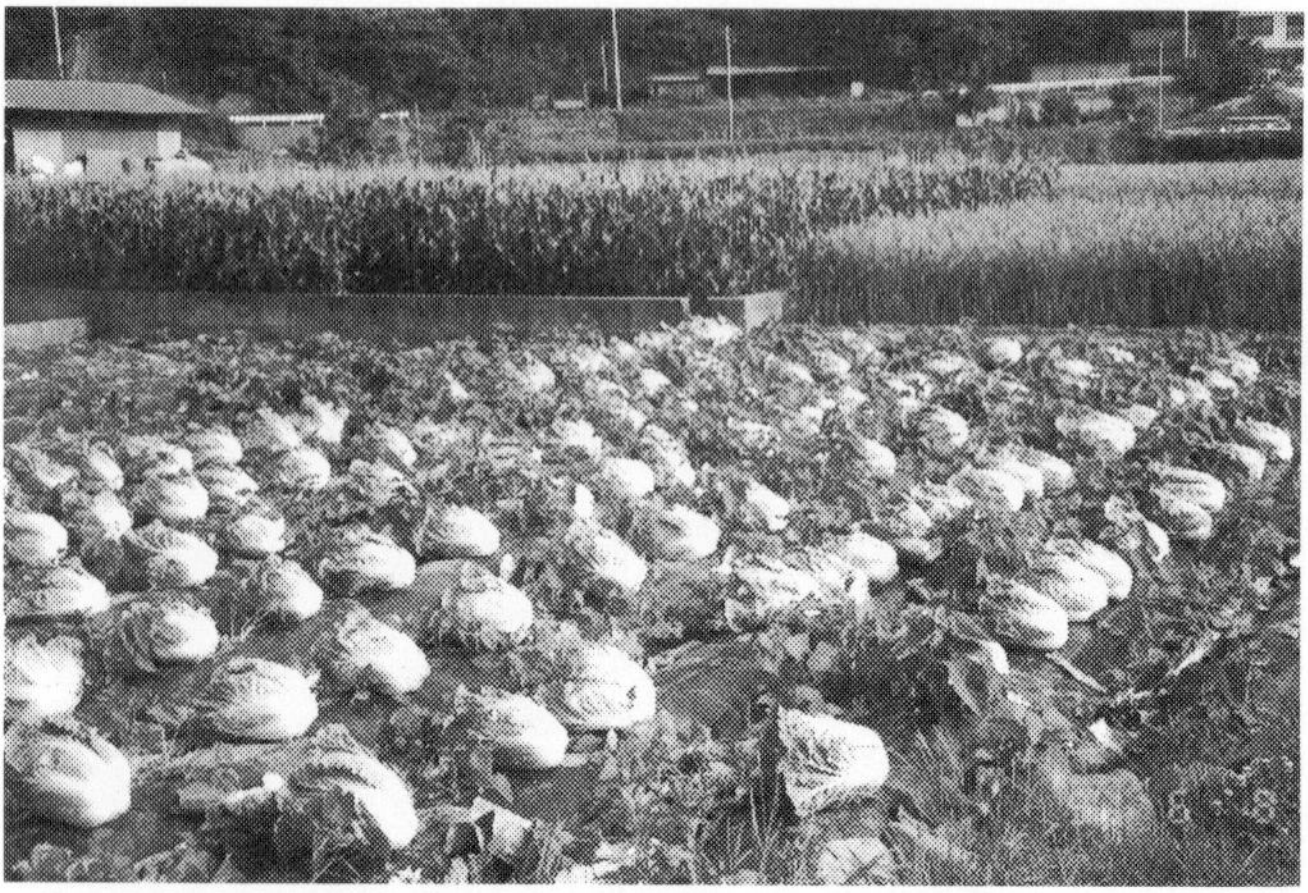
▲トウモロコシ(写真奥左)と小麦(同右)の畑および白菜の収穫(手前)

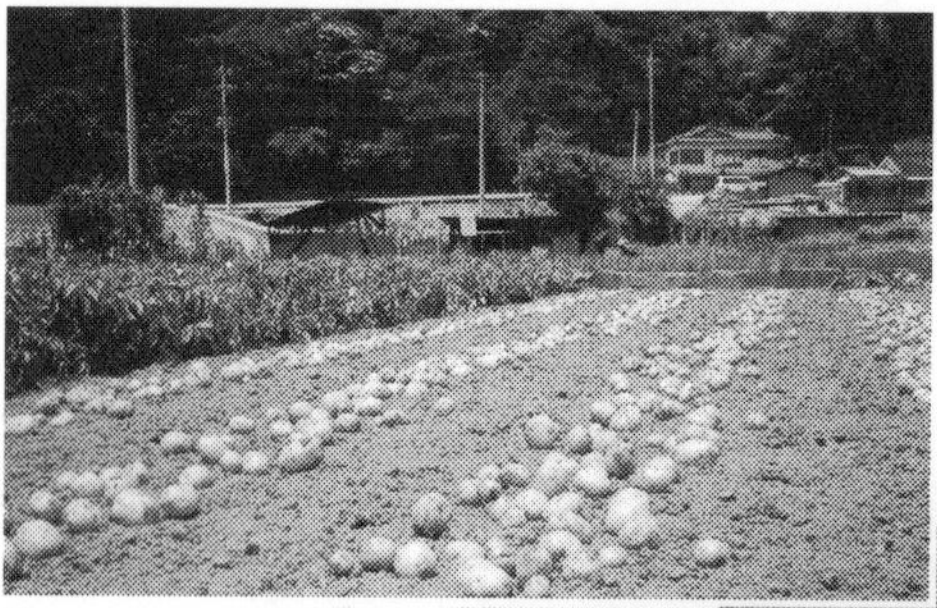
▲馬鈴薯の収穫

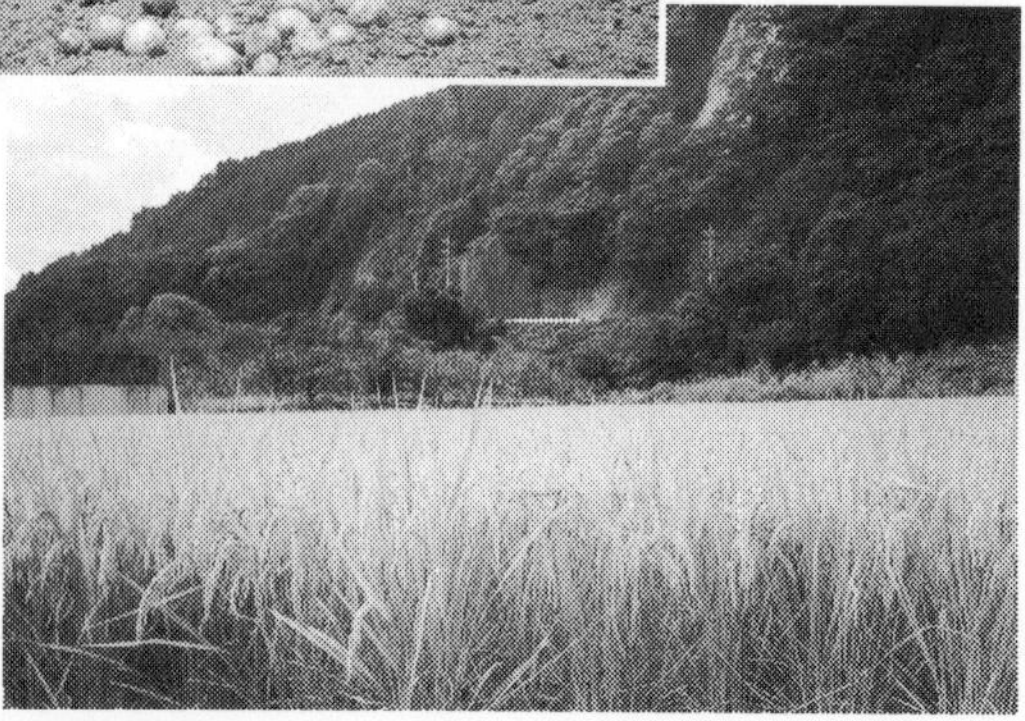
▶水稲

はないか、と。

その年の稲刈り時には、どの稲株も根元に近い部に真っ黒と言いたいほどのウンカが死んで付着しており、刈った手が黒紫色になりました。なお、自然栽培の水稲作りでまず困ったことは、水苗代の苗が大きくならないことでした。そのため、田植に大変手間取りました。

当時、稲の良否は早乙女の肝心事でした。こんな小さな苗を作るなら、来年は田植に来ないよ、と多くの人から叱られました。

私は、近隣で今まで自然栽培に努めてこられた先輩方の家を訪問し、栽培体験や取り止めた理由等についてお伺いしました。いずれの方も自然栽培したものの品質の素晴らしさを語って下さいました。中には、数年間の稲株の穂を見本として吊るしてある家もありました。拝見してその素晴らしさに驚きました。十余年経った現在でもしっかりしており、頭の下がる思いでした。「ただ、減収ということに耐えられなかったのです」と、率直に語って下さいました。

何とか増産の道はないか、増産の手前の普通作にはなれないか――このことが私にとっても大きな深刻で厳しい課題としてのしかかりました。

岡田師の自然農法の理論を何べん読んでもわかりません。私は緑肥、大豆粕、魚粕等を使用しました。その結果、減収は食い止められましたが、これで岡田師の説く自然栽培になるのであろうかと、自問を繰り返したのでした。

緑肥を多用しますと、米がやや青味を帯び、魚粕をたくさん入れると、魚臭がする米になりました。

これ等の方法は多収穫につながりましたが、土本来の力を発揮させる自然農法の本質からは歓迎されるものではなく、さらに、自然堆肥の投入などは広い耕地に及ぶものではなく、またまた減収のコースに入りました。

迷いの中に水稲栽培も続けました。土が純化されれば、本来の力を発揮されるものと、なかば放任的な考えで栽培を続けたのです。年一年ごとに米の食味はよくなり、香気も高くなりました。ご飯を食べるのが何より喜びの時になったのでした。

全国有機農法自然農法研究会の席上、農用有効微生物群の講義を受けました。これが転期となりまして「土の力を生かす農法」としての自然農法に新たな心で取り組むキッカケになりました。

それまで、土の力が発揮されやすい土作りでは、ミミズや小虫等により土が変化するので、そういう小動物を微生物と思い、その活動に期待もしておりました。しかし、微生物とは、土中に棲息する目に見えない細菌であることを学ばせていただきました。そして、数多の中農用有効微生物群の活動により土本来の力が発揮されることを教えていただきました。

今までの農業は腐敗型微生物の応用による堆肥作り、引いては土壌でありまして、これでは作物も、収穫後腐敗しやすくなります。これに対して自然農法の岡田師の説かれる自然堆肥は醗酵型であり、農用有効微生物群は醗酵型菌を中心として土の力を活かしていくのですから、これこそ自然農法の本質であると、私なりに気づかせ学ばせていただき、自然農法の行く先が明るくなりました。

なかなか難しい勉強でしたが、農用有効微生物群として琉球大学の比嘉照夫教授が開発したＥＭ菌を受け入れ、水田の耕土に使用しました。その結果、これまでは硬くて田植の時に苦情を受けた水害跡地の水田の土も軟らかくなり、水稲の生育は今までになく良好でした。分蘖《ぶんけつ》、成長、収量ともに、その地は倍以上になり、田植や田の草取りを手伝ってくれた人も驚いていました。まさに微生物の活動が土壌を完全に変化させたのです。

一般農家の堆肥作りは、材料を積み上げ、踏み込み、潅水して、高熱で腐敗させ作っております。悪臭が周囲に拡がり、完熟堆肥作りは半年ではできないと思います。なお、一年がかりの堆肥作りでは、堆積した量の何分の一かに減っており、ベタベタする時が多くて堆肥作りは困難でした。

私はなぜか、このような堆肥作りをする気になれず、堆肥を作らないので、ときおり注意されました。

その後、ＥＭを堆肥の材料に混入、また水溶液にして上から潅水します。こうしますと、高温になることはなく、小さなミミズが無数に活動しますし、麹作りの時の臭いが発散され、材料の量もそれほど減らず、しかも二、三ヶ月で立派な堆肥ができます。ですから、現在、私は年に二、三回、堆肥を同じ場所で次々と作っております。仕上りはサラサラした、香り良い土になっております。醗酵型堆肥だそうです。

もっとも最近は、私の耕土には醗酵菌が繁殖しているためか、その土を堆肥材料の上にのせ潅水しますと、醗酵型堆肥になります。

今までの栽培では、耕土は腐敗型であったと思いますが、今ではすっかり醗酵型に転換したと思います。

自然農法としての耕土の本来の姿は、山林の姿を田畑に移すことだと創始者はおっしゃっていますが、まさにそのようになりました。

長い間の念願だった、どうしたなら土を純化させられるか、どうしたなら化学肥料を除いて農業汚染から耕地を守ってゆけるのか、どうしたなら普通の収穫があがる自然農法になれるか、という問題解決への道が開けてきました。農用有効微生物の勉強と使用により自然農法の深奥にふれることができたと思います。ようやく創始者の理論そのものの本筋に入れたと思える最近です。

それだけに、長年培ってきた土は最も大切であり、収穫された米、麦、豆、野菜、果実、芋等々、珠玉のように感じております。何物にも変えがたい、私には生きた宝でございます。

朝、野菜畑に入り、ときに野菜と言葉を交わす――大きな自然の中に生かされて暮れてゆく一日は、限りない感謝の湧くひとときでもございます。

●土に学ぶ

当時、自然農法は最も厳しい時代でありましただけに、全耕地を切り替えることに関しては周囲から強い批判を受けました。

しかし、初年度の栽培で米の質や味が今までの農法より相当良好だったので、健康のためにもと、思い切って全耕地を自然栽培に切り替えました。

二年目、三年目と減収しましたが、土の変化はよくわかりませんでした。けれど、米も野菜も、次第に味も香りもよくなりました。そして、鮮度がよく、保存が効くようになりました。

しかし、なかなか結球しない結球白菜、粒が小さい馬鈴薯、大きくならない各種野菜、分蘖の少ない水稲等に閉口しました。なかには全然見せたくないようなものもあり、全般に成績は見劣りしました。

土作りが大切です、そのために堆肥作りは欠かせません、とすすめられましたが、有機質を入れる有機農法と変わらないではないかと、堆肥作りに力が入りませんでした。

創始者の岡田師は自然堆肥ということをおっしゃっておりますが、旧来の堆肥作りをすすめ、それを土になるような状態で使用すれば、それが自然堆肥ということになるのか、よくわかりませんでした。

そのうちに、水田にはタニシ、畑にはミミズが多くなりました。

以前の一般農法で栽培していたころは、茎葉が茂って大きくなることが何より大切なこととお互いに思っておりましたが、自然栽培のものは、その食用する部分が大きくなり始めました。葉や茎を必要とする葉菜類は葉や茎が大きくなり、根を食べるものは根が大きくなりました。

なお雑草は、私は最もきらっていたにですが、その根の部分の土が膨軟になり最良の土作りをしてくれると教わり、観察してみると、まさにその通りでした。休耕田の雑草を片付けて栽培すると、何を作っても好成績になり、雑草を見直したのでした。

この理を活用し、空畑を極力少なくして次々と作物を作るように努めました。雑草が土を変えると、その土に翌年は、前年と異なって葉の広いものが新しく繁茂しました。毎年のように雑草も変わっていきました。それまで、雑草は痩土になる元凶と思ってきましたが、意外にも反対の良い働きをしておるのでした。

自然栽培を始めて十五年くらい経った頃、畑に茸が所どころ生えているのが眼にとまりました。水田にも、乾田になった時に生えていました。土の香りが糀のように感じられ、土が膨軟になり、砕けやすくて作業が容易になりました。多くのことが化学肥料栽培の時の反対になったのでした。

土が変わって、作物の味もよくなりました。

現在、多くの作物が、周囲の一般栽培のものに比べて遜色がありません。総じて葉菜類は劣りますが、根菜類は優れたものが多いです。果菜類は、茎葉がそれほど伸びなくて良くなります。

一例を上げますと、今年、馬鈴薯は二アール半栽培して四百五十キログラム以上穫れ、二百キログラムを自然野菜として出荷しました。現在、里芋は四アール栽培しており、千キログラムの収穫を見込んでおりますが、うち八百キログラムが自然野菜として出荷契約しております。

●農産物の比較

自然農法の米と、一般農法の米を、瓶に入れてそのまま置いておきました。（昭和四十年）自然農法の米は、いつまでもそのままの姿でしたが、一般農法の米は黄色になり、次いで茶色に変わり、次第に溶け始めていきました。変化が進むにつれ、次第に悪臭が強烈になって嗅ぐことができなくなりました。一方、自然の米は、日本酒に似たような香気が少々ありましたが、米粒はしっかりしておりました。

また、私の家の自然農法の茄子と、近所の一般農法の茄子と、市場に出荷するために栽培している茄子を、共に並べておきました。（昭和五十年）

日が経つにしたがい、自然栽培の茄子は固形化し、他の二組はいずれも腐敗していきました。出荷用の茄子は特にひどく、形が完全に崩れてしまいました。また、自然栽培の茄子には臭いがほとんどありませんでしたが、他の茄子は相当の悪臭があり、特に出荷用のものは強烈でした。

ちなみに、近所の方の茄子は化学肥料で栽培し、農薬はいっさい使用してありませんでした。出荷用の茄子は、化学肥料の使用量が相当多く、そのうえ、三種類の農薬を隔日に撒布しておると栽培者が教えて下さいました。

あまりの大きな相違に、その作土はどうであろうかと、三箇所の作土を集めてみました。ビンの中にそれぞれ定量の土を入れ、水を注いでゆすりました。そして、そのまま放置しました。

次の日、見ますと、私の作土が入った瓶の液は、土は沈んで透明な上水となり、土と水で完全に分離しておりました。これに対して農薬や化学肥料使用の作土は、一日経っても瓶の中は完全に濁ったままで向こうが見えませんでした。

土の匂いはまったく違っておりました。自然農法の作土はいくぶん糀の香りがしました。一方、一般栽培の作土は、いやな臭いがしました。

このようの現象からして、土壌の組織が、自然農法の作土は団粒組織であり、農薬や化学肥料使用の作土は単粒組織であろうと思いました。

九　食と農の正常化のために

自然農法農産物展示会開催

化学肥料と農薬使用の農業は、土地を悪化させ、健康をそこね、病気の原因にもなっている、と日頃から思っている我々は、年毎に使用量が増量されてゆく農業経営を憂慮しており、自然栽培の普及をどうするか議論を重ねるうち、展示会や勉強会を開催しようと思うようになりました。

現在のところ、全国いずれの県でもそうしたものを開催したと聞いたことがないし、我々の幼稚な経験では時機尚早で人も集まらないだろう。それに、アチコチからの批判や反対に遭うだけに終わっては、何のために開催するのか、その意味がなくなるのではないか。いや、反対に遭っても、我々が傷ついても、正しい農業のあり方と食品公害の啓蒙のためにも将来のことを思うと実施したほうが良いのではないか……等々、議論の末、ようやく開催と決まった席に、かねてから自然食に関心をもっていた、同僚で甲府芸妓組合理事長の飯田希道さんが見えたのでした。

自然食は大切なことです。そのことが、病気をして本当に良くわかりました。飯田さんは、私も協力しますとおっしゃり、山梨日日新聞社に私を同伴してお願いに上がりました。新聞社は快く後援を引き受け、展示会開催に場所を提供したりYBSテレビを通して放映したりするほど力を入れて下さいました。

我々は開催数日前から泊り込みで、展示品集めや、展示会場作りの計画、資料のパネル作り等々に努め、山梨日日新聞社後援のもと、昭和四十四年十一月三十日、自然農法展示会の開催にこぎつけました。

当日午前五時五十分、資料や資材等を積んだ車を含め五台の車に約十人のスタッフが分乗してYBS会館玄関に到着しました。

午前六時、新聞社のご好意により特別開門され、午前九時の開催までに、陳列その他いっさいの準備が完了しました。

参観者が思ったより多かったのは、テレビ放映のおかげだと思いました。なかには他県から見えた方もいました。参観者は異口同音に、「肥料をやらなくてもこんなにできるのね」とおっしゃり、活気溢れるうちに展示会は終了したのでした。

実施して一番よかった事は、現在、自然栽培を実施中の人達が、前向きで明るい顔になったことでした。

この展示会の終了後、突然三ヘクタールの農地を貸与するので自然栽培をしてはいかがですか、との話があり、早速、借用して栽培に着手しました。

自然農法研究会の結成

共同作業・共同出荷販売等積み上げていくうちに、県下にさらに訴えていくためには組織的なものも必要であるということになり、昭和四十八年、山梨自然農法研究会を結成しました。

町長の経験者や現職の農協役員、大学の栄養学講師、農業改良事務所所長等々、なかなか多彩な人々が集まり、総計三十数名の人々により発会しました。

発会の主旨は、相互研究し合ったものをもとに勉強会を開催するほか、協力して県下に自然農法による栽培の普及をはかること等でした。なかでも自然農法を実施するうえで一番の問題は、収量の増加をどう図るかということや、病虫害対策等でした。

しかし当時、四囲の実状はまことに厳しく、外に向かっての活動は遅々として進まず、ときに周囲より厳しく叱られることもありました。

国政に陳情

その国の政治、法律のあり方次第で、その社会が右にもなれば左にもなるのが、議会制民主主義制度であるわけです。現代社会の功罪は、挙げて政治行政の結果であるといっても過言ではありません。

我々の身辺において、毎日、どこかで、化学肥料、農薬、除草剤、洗剤、塗料、食品添加物等々、論議されてまいりました。いずれのものも、最初は利便性・有効性に喜んで迎えられましたが、今はその多くが批判の枠の中にあるようです。しかし、一度体験した便利さは、多少の有毒性が生じても、容易に元に戻りません。まして法律によって認可されておれば、どうすることもできないわけです。

学者の間では化学肥料の毒性さえ解明していても、食糧の増産、生産性等の前では、必要悪として黙認・使用されているのが現状です。たとえ微量の毒性でも、その集積と複合により思わぬ害毒を生み、それが現在の公害汚染として顕われているということについては、お互い承知していることもあるわけです。

こうしたことが世界各国で行われてきたのですから、地球規模の汚染となってしまったわけです。化学の発達は、文化生活の向上の名のもとに、とんでもない多くのことを残しつつあるのです。

このままでは、早晩、地球はどうなるのでしょう。各種の動物・植物の生存を奪っておいて、一方で人間だけが生きて繁栄するとは、誰も思えない此の頃です。

自らの手で自分の首を締めてゆくというようなことは、どうしても止めなければなりません。

特に、生きてゆくうえで大切な食糧を生産する農業は、正しい農法に依るのでなければ、正しい食糧は生産されないでしょう。正しい食材料にして初めて安全な食生活となり、健康は保障され幸福になるのだと思うのです。

川の水も、土も、空気も、日ごとに汚染されていく時、どうやって無公害の農産物を生産するのか、それには栽培方法を正しくしなくてはなりません。そのためには、現在の化学肥料や農薬を漸次縮小し、土中の有効微生物の増強活用を図って土本来の力を復活させ、土自体の力によって農産物の生産をする自然栽培こそ農業のあるべき姿でしょう。

このことを行政指導の原点として取り上げていただきたいとの思いから、私がお伴を許されて自然農法国際開発センターの代表の方とともに、自民党衆議員議員室に代議士中尾栄一先生を訪ね、その普及奨励を願って、意のあることを陳情しましたのは、たしか昭和六十二年のことでした。先生は、時の流れを真剣に憂慮しておられ、私達の一言一句に深く耳を傾け強く頷いて下さいました。

「あなた方のおっしゃることはよくわかります」

「いずれ同志の先生方にご相談申し上げ、及ばずながら努力します」

先生はきっぱりと、そうおっしゃって下さいました。帰途、一人車中の人となった私は、なぜか大きくほっとしました。

最近、年ごとに多くなってゆく病気の原因のうち最大のものは、毎日の食生活からくる化学物質、なかんずく化学肥料、農薬、食品添加物であると私も思っております。

化学肥料や農薬は、使用すればするほど収穫物の味が悪くなり、害虫が湧き、保存できなくなります。そのために、保存薬品や食品添加物を使用するようになる——私たちの口にする食品が病気の原因ともなり、病気が氾濫するのは明らかなわけです。

そのうえ、多くの人は薬で健康になろうと薬に頼りますので、さらに薬量が加わり、真の健康への道は閉ざされていきつつあります。

岡田茂吉師の「薬禍薬害が人類を滅ぼす」との警告は悲しくも的中し、化学薬品が燎原の火のように拡がっている時、国政の場でこの問題を取り上げることを快諾なさった衆議員議員中尾先生のお姿を思い浮かべ、胸につかえていたものがスーッと大きく消えていくのが感じられました。

それから間もなく、衆議員の中に政策・研究集団「新世紀文化懇話会（新文懇）」が結成され、活動がはじまりましたことは身に余る喜びでございました。

その後、新文懇では農学博士の比嘉照夫教授も招聘し、「新世紀の農業」と題して講演が行われています。私は、その講演論文で拝見しました。

近年、行政サイドでも、無化学肥料・無農薬の有機栽培を取り上げ、研究活動が進められているとのこと、一農民としてこの上ない喜びでございます。

農用有効微生物EM研究

●農用有効微生物の講義

昭和六十一年、東京飯田橋にある逓信病院の講堂で、全国有機農法自然農法大会が開催され、私は勉強のため参加させていただきました。

参加者の多くは、実践者や、その道の学者・研究者のようでした。無公害農法の重大さにに取り組んでおられる講師、聴講生たち――会場には真剣な熱気が溢れておりました。

この大会で大きな宿題として残されたのは、水稲、野菜、果樹の病虫害対策でした。種々発表されましたが、農薬使用のように、一気に問題を解決する方法はありませんでした。

当日、琉球大学の比嘉教授の講演は、多くの人が理解するのに苦しんだことと思います。知識の乏しい私は、誰よりも講義の内容を理解することができませんでした。

帰路、私は列車の中で講義資料を読んでみました。これまでも自然栽培に従事しながら心にとめなかった、土壌中の目に見えない微生物の働きについての講演でした。土壌微生物といえばミミズや小虫のことだとばかり思っておりました私だけに、細菌の世界については何の勉強もしておりませんでしたので、本当に戸惑ったのでした。

わからなかった講義と、その資料を読んでいるうちに、自然栽培に取り組むなかで私が突きあたっていた、わからない問題が浮んで参りました。

それは、雑草をめぐる私の長年の課題のことです。昭和四十五年頃から私は、夜明けを待って毎朝一、二時間、自然栽培に取り組みはじめました。短い時間の作業なので、畑には雑草が生え、まことにはずかしい思いをしました。雑草も、丁寧に取ることができませんので所々に深く溝を切り、その中に雑草をいけ込み、整地して野菜を播種しました。

生草の上に播種したわけなので、種子の発芽を心配しておりましたが、時間の都合上、仕方ないと思っておりました。ところが、その生草の上でも同じように発芽し、生育したのには驚きました。

その翌年は、同じように溝を掘り、中に生草を相当入れて覆土し、その所に棒を立てて播種しました。このときも前年と同様に、何の障害もなく発芽し、生育しました。二ケ月くらい経ったころだったと思いますが、棒の部分を掘り起こしてみますと、雑草の姿はまったくありません。私は二度驚いたのでした。

また、青草を埋めた所は、今まででしたら表面が落ちくぼむのですが、ほとんどその様子もありません。不思議だらけの青草……。それまでの農業の常識では、埋めた青草から炭酸ガスが発生し、上に播いた種子に障害が起こるのです。埋立の地盤も落ち込むのが常識です。その常識を覆えすのですから、理解に苦しむ驚きというわけです。

青草も二ヶ月内外で土に変化してしまうなんて、これも考えられないことです。農業のどの資料にも書いてないこと、聞いたこともないこの現象は、「不思議」と思うだけで、なぜそうなるのかは、まったくわかりませんでした。

自分なりに考えてもみましたが、自然農法は他の農法と違うので、あるいはそうなるのかもしれない……それにしても先輩、諸先生方の誰一人として、そういうことを言う人も、教えてくれる人もいなかった……あるいは、私の耕地だけの異変かもしれないとも思いました。

ある時、ある研修会の座談会で、この話をもちだしたものの、誰も相手にしてくれず、一人恥しい思いで終った事がありました。

私は自分だけの栽培上の大きな疑問を、一つの課題として抱えこんだのでした。

その頃、茄子の生命力を比較調査してみようと、自然栽培、化学肥料・農薬栽培等の茄子の比較試験をしました。この調査については前に詳しく書きましたので、ここでは省きますが、月日が過ぎるほどに、化学肥料栽培の茄子は腐敗消滅していくのに、自然栽培の茄子は固形化し縮小していきました。

私はここに何か共通のものを感じたのです。

腐敗するのは腐敗菌によるのでしょうが、自然栽培のものは腐敗せずに漸次縮小していって土になるのでしょう。腐敗しなくても土に還元することがある、そう思った時、例の耕土の中の雑草も、腐敗せずに土に還元するのだと思ったことがあります。ただ、それは何という現象なのか、何の作用なのか、私は知りたかったのですが、わかりませんでした。

ひょっとしたら、比嘉教授の講義は、これ等のことと咬み合うのかもしれません。

何度か読んでみるうちに、腐敗菌以外にも土中には微生物がおり、農作物にも大きな影響を与えているのではないかと、少しずつ理解が始まりました

現代農業の耕土は作物の座であり、いっさいの生育・生産は化学肥料に託して栽培する農法です。私自身、その枠の中に知らず知らずのうちにはまり込んで農業をしていたのでした。

だから、それ以外の農法はいっさいが時代遅れの幼稚な農法であると思っていたことに、私はようやく気づき始めました。

静かに考えてみますと、山野の植物はすべて自然の流れのままに大きく育っており、田畑の作物のように種々の病気に侵されることはあまりありません。

「世間では野性的と片づけられているが、たくましく育っている」「その松林の土は、長年落葉がいつとはなしに土になって植物を育てている」――岡田師が自然の姿を見て研究しなさいと、自然堆肥の言葉を残している事は、まさにこの点であったわけです。

それを私は軽く受け止めていたので、自然栽培に苦しむのみならず、栽培するなかで目の前に示された現象もまったく理解できなかったわけで、恥しいことです。

私のやり方は、創始者・岡田師の心にふれていなかった、表面形だけの自然農法栽培であったことにようやく気づかせていただきました。と同時に、土壌微生物の勉強は自然栽培の基本であらねばならないと気づかせていただきました。

自然農法を始めて二十余年経過してようやく、本筋に入れたと思いました。

●EM研究発表会

その年の秋、岐阜県で農用有効微生物群EMの講演会と、栽培した農産物の展示会が開催され、私も参加させていただきました。

重ねて聴きました講演は、不思議な力と思いつつも、理解することができました。

講演終了後、比嘉教授にお会いして、見ず知らずの間柄ながら山梨県下での講演、ご指導をお願いしました。先生はご承諾下さると共に、実地に栽培することをすすめられました。

日頃、自然農法に取り組んでいる人達が集まり、資料を参考にしてEMの勉強会を開きました。いずれも栽培成績に日頃から苦労している人達ですから、EMの力が理解され、皆で取り組みを始めることになりました。特に水稲、野菜、果樹の三部門に分かれ、それぞれEMの使用試験場を設定しました。

いずれも同一の耕地を二分し、一方で今までの自然栽培を続け、他方ではEMを使用します。栽培作物は同一のものを、同一の条件で栽培すること。特に注意することは、両区の間は深い溝で仕切り、E

野菜のＥＭ比較栽培

昭和６２年（１年目）

（１）場　　所　　甲府市愛宕町364　山地南面傾斜地

（２）実施作物　　夏秋の野菜　（ＥＭ２号と３号の混合液）

（３）土　　質　　重粘土，酸度測定６７

（４）方　　法　　比較栽培・小面積を２区分しその間に溝を作る
　　　　　　　　　播種，他一切作業は同一条件で行う

（５）夏野菜

	トマト		ナス		ピーマン		人参	
区分	ＥＭ区	対比区	ＥＭ区	対比区	ＥＭ区	対比区	ＥＭ区	対比区
撒布	5/31, 6/22, 7/30	無	5/31, 6/22, 7/30	無	5/31, 6/22, 7/30	無	5/31, 6/22, 7/30	無
病虫害	28本中 2本 立枯病	28本中 10本 立枯病	無	無	無	無	無	根腐病 少発生
生長	非常に伸びが良く生き生きしている	全般に弱い	初めの中良い	中途から良く伸びた	丈長く枝が多い	普通	非常に良い 葉の伸びが目立った	普通
収穫	1本5段仕立 1段3～4着顆	中途から枯死多く結果不充分	みずみずしくて柔らかい実		数が多い		多収 大きい	普通

◎かんばつの為途中から被害が大きかった

（６）秋野菜

	大根		花心白菜	
区分	ＥＭ区	対比区	ＥＭ区	対比区
撒布	9/17, 28, 10/3, 12	無	9/17, 28, 10/3, 12	無
病虫害	病害無し 根切虫若干	病害無し 虫害多し	病害無し 虫害若干	病害無し 虫害若干
生長	順調の伸び 色沢良し	左に劣る	平均に伸びている	むらである

ＥＭ使用による研究発表（ＥＭ研究発表会で参加者に配布された資料より）

ＥＭ活用の水稲栽培

（1）実施作物　　水田（水稲コシヒカリ）

（2）場所　　山梨県北巨摩郡須玉町若神子妙円寺前771

（3）面積　　４ａ

（4）その他　　１年目……約２ａ宛区分し30cmの高さで水の交流を止める
作業は凡て同一に行う

２年目……４ａを１枚にして行う

	第一年目		第二年目
	ＥＭ区	対比区	全一区
Ｐ・Ｈ	5.8	5 8	未検査
貝化石撒布	２袋	ナシ	５／13　４袋
播種	４／26	４／26	４／27
田植	６／３	６／３	６／１
ＥＭ４号			５／４
ＥＭ２号・３号	6/7, 6/27, 7/27, 8/17		6/6, 6/16, 7/7, 8/7,
除草	6/23, 7/4, 8/4	6/23, 7/4, 8/4	6/15, 6/23, 7/4
稲刈	10／5	10／5	10／15
脱穀	11/11	11／11	10／23
７／27草丈	稍丈長い	稍丈短い	昨年のＥＭ区稍良好
９／10成熟	良好	稍劣る	昨年のＥＭ区稍良好
収量（10a当り）	玄米600 kg	玄米584 kg	玄米600 kg
附近の水田	〃　660 kg		本年は減収の年玄米420 kg

ＥＭ活用のブドウ栽培

（1）実修作物　　ベリーA（植付け８年）

（2）地番面積　　山梨市江曽原坪井313　　５ａ

（3）その他　　稍順調の栽培も59年バーク堆肥7,000 kgを土と混入，
以来樹勢低下。中，小枝が殆ど失われ
61年秋は収量190 kg（５ａ）に落ちた

	６２年	6.３年
ＰＨ	6,0～6,2	未検査
貝化石	１０袋	５袋
ＥＭ2，３号	4/29, 5/2, 13, 30 6/14, 29 7/19, 9/1, 10/4, 17	3/27, 4/18 27, 5/7, 28, 6/3, 22, 7/11, 8/23
ＥＭ４号		(葉面より撒布) ７／28 (2 号.4号混合)
樹　勢	発芽つるのび共に良い 樹勢回復しつつあり 葉は大きくつやあり青く 10／30にも落葉しない	８月落葉始まり 房次第に力弱く ９月回復をはじめつるものびた
病虫害	房のベト病なくなり バイラス菌が減少した	６月茎と葉にモンパ病発生
収　穫	脱粒なく種づるの生長良い	９月上旬より房もしっかりした
収　量	３００　kg (5a)	３６０kg (5a)
作　業	無耕起	無耕起

◎参考…周囲のブドウ園の収量は10a 当り平均600 kg

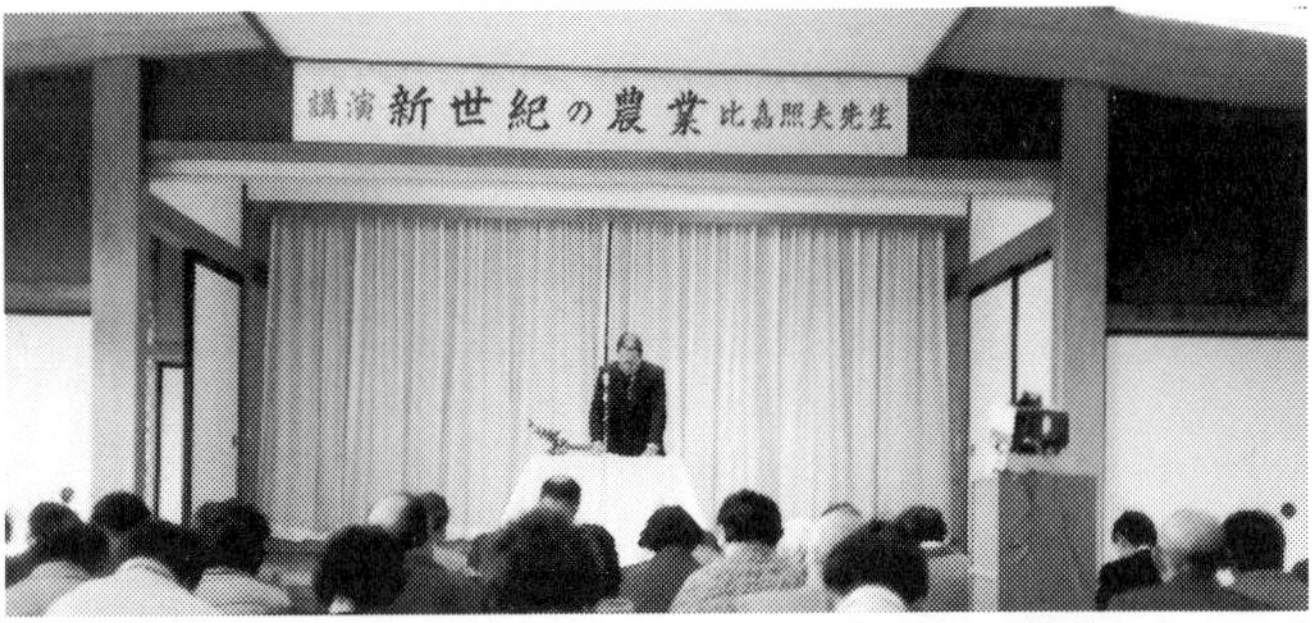

比嘉照夫農学博士の講演会（S.63.11）

Mが使用区から普通区に入らないようにすることで、配慮を厳しくしました。

私はときおり訪問して生育状況を撮影しました。なお、各自同じ形式の生育記録簿に記載し、十一月に持ち寄って話し合いました。そして、水稲、野菜、果樹の各部門から一名ずつ発表することになり、比嘉教授の代理である荒川講師を迎え、展示コーナー開設と共にＥＭ使用による発表会を開催することになりました。

十一月十五日、山梨自然農法研究会主催、自然農法国際研究開発センター長野研修農場後援、山梨日日新聞社協賛の下に、研究発表会は開催されました。当日、詳細の発表と荒川講師の講義は出席者に深い感銘を与え、白熱した質疑応答が続く活発な研究発表会になりました。

そして、自然農法の実施上、今までの堆肥作りとか土作りということは改めて勉強することが大切であるということ、および土壌中の微生物の大きな働きを新たに学ぶ必要性と今後の実施上の意欲の昂まりが実感される雰囲気のうちに会は終了したのでした。

自然農法実施者の活動は活発さを増し、酸性土壌の中和のためにとカキガラを鉄道貨車一台分を購入したほどでございました。

さらに六十三年十一月、山梨自然農法研究会主催、山梨日日新聞社後援による琉球大学教授比嘉農学博士をお迎えして「新世紀の農業」と題した講演会を開催し、実施者も多数集まり、不明の点への質問も多く解明され、自然栽培への意欲は急速に昂まりました。

十　郷里の山河の変り方

昭和四十年以前

私の郷里は、山梨県南部標高二百二十五メートル前後の山峡の里です。東は下部温泉郷に接し、したがって集落の一部は温泉郷を形成しており、西は富士川に接する集落を境に、中山間地の農村です。東西におよそ一キロメートル、南と北は山に接する狭隘の地のやや中央を湯之奥金山渓谷より流れる川と、本栖湖の水もあわせ流下した川と合流して東から西に流れております。

その川に沿って国道と鉄道が走っております。山を背にして三本の渓沢の間に五十余戸の住宅が点在しております。

古文書によりますと、徳川時代には五十四戸あったので、昔も今もほとんど変わらない平凡な山村です。

山林は松の木も多く、よく成長しました、楢・櫟等の紅葉樹も多く、秋には目を見張るような錦の紅葉が素敵です。

果樹類はたいてい作れます。自家用です。

春が来ますと、鶯の声を聞きながらワラビ採りや蕗の抜取りが行なわれ、甲州野梅や桜が咲き乱れました。

田植がすみますと、蛙の声が連日連夜にぎやかでした。その頃からホタルが、川辺はもちろん水田から庭先まで飛び交い、時には家の中まではいってきました。

谷川には沢蟹がたくさんおり、川には鮎を初め種々の魚がたくさん泳いでおりましたので、魚捕りは、大人はもちろん子供にとっても何よりの楽しい遊びごとでありました。

川には紅葉淵、牛淵、甲淵、向淵、白子淵、の五つの淵があり、水はきれいだったので、飲んだり泳いだりしました。特に夏には、淵での水泳ぎが盛んで、村の子供たちは全員が泳げましたので、水泳ぎは夏休みの日課でもありました。

水田の用水路には小魚、蟹、蛙等がたくさん泳いでおり、水田にはタニシやドジョウがたくさんおりました。秋は茸採りや栗、胡桃拾い等が楽しく、季節季節を楽しみました。

集落内は子供の声で溢れ、少年団活動は何より楽しく、思い出深いものがたくさんありました。

最近の姿

最近、地域の開発のために行われてきました各種の土木工事は、生活上では大きく便利さを与えていただきましたが、反面、次第に自然の形態は消えていきました。

ここ数十年にわたる河川水利の工事は、川の直線化を図ったので、淵が次から次へとなくなりました。このため、川魚の一番大きな安息所は消えてなくなり、子供の水泳場もなくなりました。

洗濯機の普及は、勝手その他で使用する洗剤と併せて河川の汚れが極度に進みました。その汚水の流入した谷川の沢蟹が姿を消し、小魚は目玉が飛び出たもの、尾鰭のないもの、背骨の曲がったもの等、種々の奇形を呈し、見るも無残でした。したがって、川での水泳は禁止され、水遊びもできなくなりました。一時は川の魚も食べることができませんでした。

生活汚水が最も強かった頃は、その水の進入した水田は異様な色が漂い、悪臭がたち、田植やその後の管理の時に気分が悪くなることがありました。さらに、農薬、除草剤の使用は、水田も河川も大きく変えました。

隣の水稲栽培者が畦畔に除草剤液を如露で撒布しましたとたん、水路のドジョウが、跳ね上がるものあり、悶えるものありで、数分の間に腹を上にして悶死してしまいました。その異様な姿は、今でも忘れることができません。

この除草剤をほとんどの農家が使い、水田とその用水路からタニシやドジョウ、小魚、小虫がすべて姿を消し、蛙も蛇も、ほとんどいなくなりました。隣の水稲栽培者は、新潟からタニシを買い求めて放し飼いしたのですが、秋にはその多くが私の自然栽培の水田に移動してしまい、隣からいなくなったことがあります。そのため、私は予想もしない言葉を受けました。しかし、自家用米の農家が多いのですから、除草剤を使用する人が次第に少くなり、タニシや小魚が若干帰ってきました。

山野の鳥獣も大分変わりました。朝から元気よく呼び合っていた小鳥類の声は小さくなり、どことなく力もなく、数も非常に減りました。

ホタルは六月から八月の間、川辺はもちろん水田農道や、ときには家の中まで飛んできたものですが、今ではほんとうに少なくなりました。

蛙は、田植が始まります頃から啼き始め、田植が終わりますと、全水田から夜を徹して啼き続け、ときには安眠妨害になるほどでした。しかし、最近はほとんどおらず、今年は田植の始めに少々啼きましたが、除草剤撒布後と思われる頃から啼かなくなりました。

蝉の啼き声は夏中うるさいほどでしたが、今では遅く啼き始め、声は弱く、数も少なくなりました。秋になり稲穂の上をスイスイ飛び交う赤とんぼも、今年はほとんど姿を見せませんでした。

ここ二十年から三十年の間に、山野の自然生態系は大きく変わったのです。

総じて、鳥や虫の音楽は小さく、弱々しくなりました。今では、国道を走る自動車の騒音が何より大きく、周囲を圧倒しております。

動物ばかりではなく、植物の上にも異常が目立ち始めました。

当地の山林に最も多かった松林は、ほとんど枯れつくそうとしております。

昨年の秋、当地一帯は玉葱の苗がほとんど育たず、定植しても枯れてゆくものが多くありました。

今年の春からは、異常はさらに大きく表われました。胡瓜や南瓜が数センチメートル伸びただけで、なかなかそれ以上は伸びないままに花芽をつけ、咲いて異様でした。

野菜の多くが発芽が悪く、発芽したものの育ちにくく、消えてゆくものが相当ありました。茄子も今までになく枯れていきました。

これ等のことは、一時の異状気象とか、他の原因とは思われません。水や土の汚染から、さらには大気の汚染と、それに伴う降雨の汚染が厳しいのではないでしょうか。行く先不安を感ずるこの頃の畑作です。最近、官民あげて環境の汚染防止と浄化に取り組み始めましたが、それ以上の汚染が急速に進んでいるように感ずる山野です。

化学の進歩恩恵で生活の便利向上を喜んでいたのも束の間で、その反面の汚染悪化で生活が脅かされてきた昨今と思えてなりません。

虫類、魚類、小鳥から小動物に及び、山の立木から農作物にも及んできました公害汚染――、我々人間も相当の影響を受けているのではないでしょうか。

微生物による下水道処理施設

平成元年秋、私は退職して自由の身になり、郷里に目を向けました。

当時は、いずれの地域でも、道路や建物や諸施設が日ごと月ごとに整備されていく時代でした。

何かさせていただかなくては——。長い間お世話になりました故郷、先祖が眠り、私も遠からず眠りにつく故郷。長い間、この地に在りながら、ベッド・タウンとして過ごしただけに、一面、気も引ける存在でした。

ある時、早く帰った折、三、四名の子供が遊んでいましたが、私が通ると、「あの人はどこの人？」。

私はこの言葉にびっくりし、我ながら恥入りました。

地域から忘れられている自分、長い間郷里にいながら、郷里のことに心をかけなかった自分。

私は一人、産土《うぶすな》神社に詣でました。

大きな杉の木の間に、昔ながらの神殿は建っておりました。

御神前に一人坐して瞑目しました。走馬灯のごとく思い出す、過ぎた数々。今後の願いをこめて参拝しました。

幾年ぞ思ひつありし里作り
　産土神の前に額づく

時至りとばりを開き寧き里
　赦させ給え産土の神

道路を初め上水道、田用水路、農道等々、改修事業だけでも山積しています。これからの地域は、下水道も欲しい。下水道のないことは、都会の人との距離を遠くしていると思うのです。住みよい田舎、楽しい田舎、山間僻地だけに豊かな自然が息づいています。故郷の是非を問うのではありません。ここが私には生涯生活の地なのです。ようやくたどり着いた故郷。

たどりきしふる里の風味ありき
　スッパイもあり甘いもありき

人にはそれぞれ、生まれながらの因縁、使命があると聞かされています。それを果した時、安住するのかもしれません。失敗だらけの過去でも、中途半端に通ってきた半生でも、残り少ない人生を郷里でせいいっぱい生きていきたい、自分の心に忠実に、真実の道を歩んでいきたい。いや、歩んでいけるでしょうか。自信はありませんが、一歩ずつ前に行くより他ありません。

空は美しく、夕焼雲が黄色く赤く染っていました。

集落全員の願いをこめて、先に四つのことを町当局に請願しました。

その中の下水道工事に関しては、折良く農林水産省から農業集落排水処理施設に関する通達があり、町当局のご配慮により上水道施設の改善をあわせて下水道工事の施工の見通しが見えてきました。

今までの下水道処理方法もよいのですが、何とか無公害の処理方法はないのでしょうか。

農用有効微生物群EMを使用した堆肥の不思議、旧来のトイレにEMを撒布した時の防臭の効力等のことを思い、一人アレコレ考えました。

有効微生物群EMを使用すれば、数分間で腐敗菌を制し、悪臭はまったく消えてなくなる、このことを何とか利用できないのか……と。

間もなく町当局から下水道終末処理方法が二つ呈示されました。一つは在来の方法であり、もう一つは微生物による処理方法です。

微生物による処理施設は京都山科にあると聞かされました。

私は心中、天佑と思いました。

工事が認可されたのも天佑、微生物による終末処理のできるのも天佑。

私はまったく不安を感じないだけでなく、ここまで研究・努力し、実用化した偉大な人に感謝の念が湧きました。京都に行きたいと思いましたが、施設会社から来られると聞かされ、なぜか肩が軽くなるのを感じました。

これは何という天与のチャンス。もったいなく思いました。何と恵まれた集落であろうか。

町当局から終末処理場の場所の条件が提示され、その土地を早急に決めるよう指示されました。山間部で、一定の条件の下で十アールの土地の承諾には、相当の困難がつきまといます。

況してここ数年間、農道や水路の改修工事に、集落内道路の拡幅に、またその他の工事施工のたびごとに、多数の地主の協力がありましたので、これ以上は非常に困難なことと思いました。

土地交渉が長びけば、工事は他に廻るとのことでした。

隣地の梅林所有者の佐野春江様に相談に行きましたところ、土地提供を快諾なさいました。私の梅林とあわせてちょうど十アールになりますので、その旨を関係役員に伝え、全員に了承されて下水道終末処理場の土地は決定し、工事の着工となりました。

私はこの土地に昭和三十六年から梅の苗木を植栽し、無公害の自然栽培を始めました。明治の水害で流出し堆積した砂や砂利地の畑でした。もちろん、化学肥料も農薬もいっさい使用しないのですから、年ごとに自然化され、梅林の下では冬を除いて年間、茸がときどき自生し、食用に供しておりました。土地は糀の臭いがし、梅の実はきれいで風味がよく、多数の人から求められておりました。

建設工事着工に先立ち、工事請負業の三井建設株式会社による安全祈願祭が取り行われ、私も招待を受けて参列させていただきました。

思えば昭和三十六年に三十六本の梅の苗木を定植して以来、三十六年間、栽培してきまして、このたび皆様の処理場としてお使いいただける。その三十六年間のうちに、微生物が自然発生して土が浄化されたわけです。まことに感無量のものがございます。

この三十六という数字が重なり合ったその奇遇が、何か運命的に思われてなりません。

汚水処理場建設安全祈願祭に寄せる――平成八年九月十一日

寧《やす》き里赦させ給え建設を
　ひたに祈りて玉串捧ぐ

工事は無事順調に進み、翌年の平成九年九月に竣工式が行われ、以後何の故障もなく運転されております。

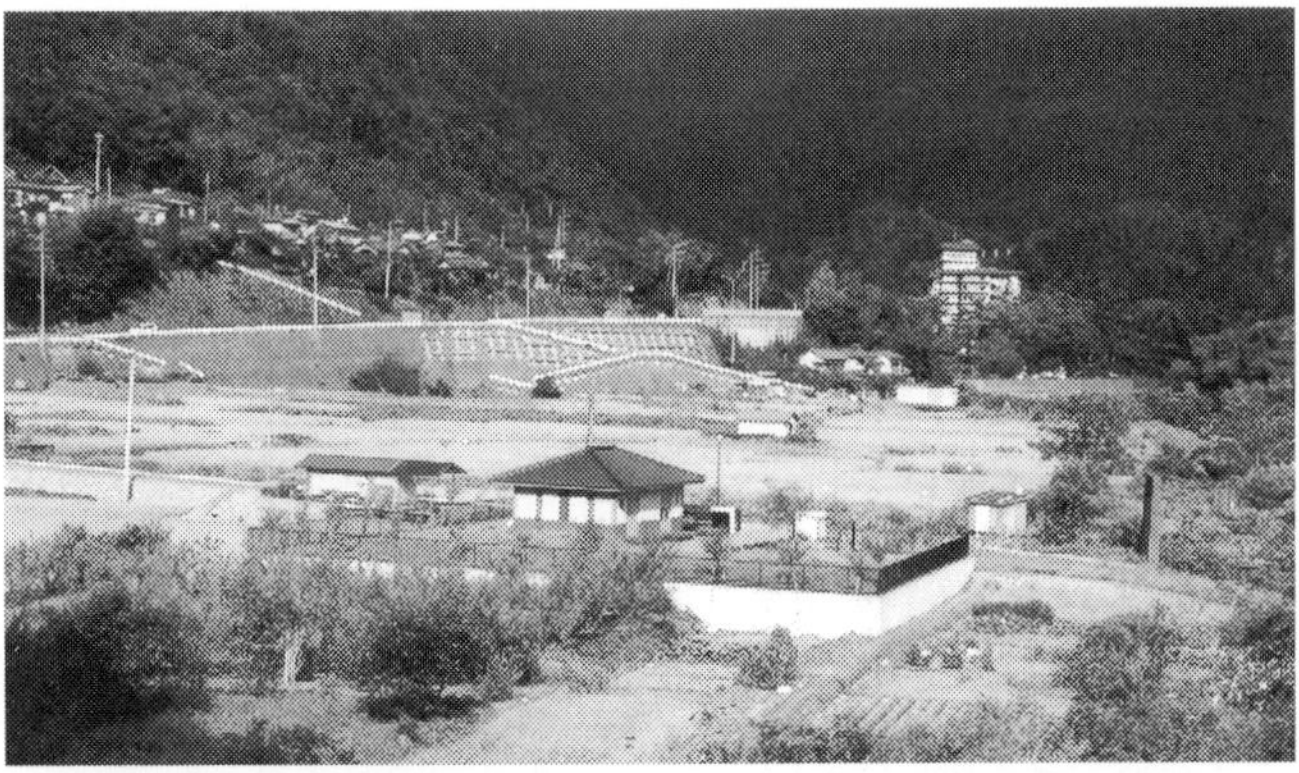

写真中央、黒い屋根の建物が微生物による汚水処理場。（撮影・佐野豊一氏）

有効微生物は有機物を全部食べますので、終末下水場に残渣はほとんど残らないと役場の係が言っております。私も微生物活用の堆肥作りをしておりますので、これは理解できます。

終末処理場の隣に私の農具小屋があります。作業の日にはここで昼食を食べ、お茶休みもいつも農具小屋ですが、今まで一度も悪臭は流れてきません。

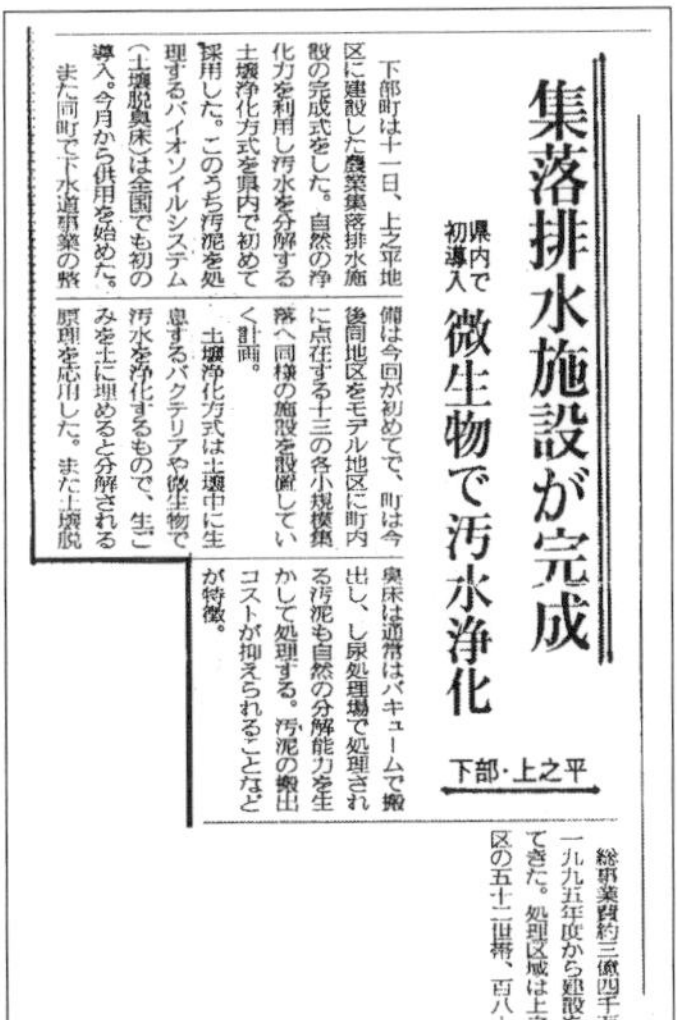

集落排水施設が完成

県内で初導入　微生物で汚水浄化

下部・上之平

下部町は十一日、上之平地区に建設した農業集落排水施設の完成式をした。自然の浄化力を利用し汚水を分解する土壌浄化方式を県内で初めて採用した。このうち汚泥を処理するバイオソイルシステム（土壌脱臭床）は全国でも初の導入。今月から供用を始めた。

また同町で下水道事業の整備は今回が初めてで、町は今後同地区をモデル地区に町内に点在する十三の各小規模集落へ同様の施設を設置していく計画。

土壌浄化方式は土壌中に生息するバクテリアや微生物で汚水を浄化するもので、生ごみを土に埋めると分解される原理を応用した。また土壌脱臭床は通常はバキュームで搬出し、し尿処理場で処理される汚泥も自然の分解能力を生かして処理する。汚泥の搬出コストが抑えられることなどが特徴。

総事業費約三億四千万円。一九九五年度から建設を進めてきた。処理区域は上之平地区の五十二世帯、百八十人。

1997年９月12日付、山梨日日新聞

水質比較　H. 12. 2. 11 ～ 3. 14

区　分	2/11開始	2/24	3/5	3/9	3/14	生残	結　果
下水道排水	水 4 ℓ 小赤5尾 若干濁り	0	0	0	0	5尾	5尾ともピチピチ大きくなった
河川水	水 4 ℓ 小赤5尾 透明水	−1	−2	0	−1	1尾	水もっとも濁る
上水道水	水 4 ℓ 小赤5尾 透明水	0	0	−1	−2	2尾	水ほとんど変らない

下水の処理は、微生物により確実に処理されております。

処理場は、集落で管理組合を作り、町環境課の指導のもと運営されております。

有効微生物の研究は多方面で進められていると思われますが、私達は本当に幸運でした。

完成二年余りになりますが、各地から多くの人が視察に見えました。

すべての汚染物質を微生物の力で浄化させるということは、化学的物質も自然の姿に還元することと思われます。

私は処理場の排水の水質調査を行いました。上水道の水と、下水道の排水、そして町水道取水口から流れ出て流れている河川の水の三つに金魚を入れ、同一条件で飼育したのです。その結果を上に掲載します。

十一　自然食生活

身土不二

人間の身体は土の成分の結合体であり、生きてゆくには土で育った作物を食べ、死亡すれば土に還るわけです。それだけに自然に順応した生活を営むのが正しい生き方でありましょう。

自然に順応するとは、化学肥料や農薬を使用しない浄化された土で収穫された作物を食べ、化学的食品添加物の使用されていない加工食品等々により食生活をすることだと思います。

そのような米、野菜、果物等は形状、色沢、香味が具っており、食べると、そのものの味があります。反対に、化学肥料や農薬を使用した土地からの作物は、形は大きいけれど色沢香味が弱く、大味のものです。

比較試験による一例をあげます。一般栽培の馬鈴薯と、自然栽培の馬鈴薯とを、形や大きさを揃え、真中から切ってそのまま置きます。二、三日経って見ますと、自然栽培のものは真中が突出し、一般農法のものは真中がくぼみます。さらにこれを放置した場合は、自然栽培のものは固形化しつつ小さくなってカラカラになります。一般栽培のものは腐敗し、悪臭を放ち、崩れてしまいます。

この相違が、これを食べる人の血液の相違となり、健康体または病弱体になるわけです。そして、その人の体力、気力にそのまま表われるのだと思うのです。登山する人が山のものは美味しいとか、きれいだとか言うのは、それが自然そのものであるからと思います。

かように、きれいな土からはきれいな食糧が、汚い土地からはそれだけ汚れたものが穫れることになります。ですから、毎日の食卓にどちらかが上ることになりますので、たとえ微々量でも、毎日のことを思えば、軽率には扱えない大切なことです。

土の浄化力

昔から、脚気の人は裸足で朝露を踏んで歩けば治るとか、子供を健康に育てるには土遊びをさせることが大切とか言われます。頭だけ出して全身を砂や土の中に埋め病気を治す療法もあります。土には何か不思議な力、病気を治す力があると、多くの人は思っております。事実、そうしたいろいろなことで健康になった人も数多くいるわけです。

その力も、土によって強い所、弱い所があるようです。

自然栽培の田畑に入ると身体が軽くなり、化学肥料や農薬使用の田畑に入れば身体が重くなる、というのも事実ですから、やはり良い土にはそれだけの霊気というか、健康になるイオンが存在しているのだと思います。

化学肥料や農薬を使用すると、酸性土壌になります。その耕地を自然栽培に切り替えますと、数年にして漸次アルカリ性になります。したがって、収穫した作物も前者は酸性に、後者はアルカリ性の食糧になるわけです。アルカリ性の食材料ですから、アルカリ性の食事となることになります。

自然農法を創始された岡田師は、自然の姿を見、これに学びなさい、と実施上の原理を説いておられます。山林の木の下の落葉が土に化している部はアルカリ性ですので、大地はもともとアルカリ性であり、したがって、人間も本来はアルカリ性なのではないでしょうか。

健康な人はアルカリ性で、病気の人は酸性だと聞いておりますが、妥当なことと思います。自然の大地と健康な人の血液は同一であるわけです。

本来、人間は健康であるのが常態である、ということは、人間はアルカリ性であるということでしょう。

自然を離れると健康を損ねる――化学の進歩はますます反自然になり――ますます病気はふえてゆく――、こんな結果になるのではないでしょうか。

人間が化学物質を地中に、または水中に、空中に、あるいはまた人間の身体に入れて、地球を汚染している現状を、〝公害〟と呼んでいるわけです。

元来、化学物質は、地球にある自然のものを取り出し、化学分解し、公害を発生させているのです。そして土は、汚染されたものを歳月をかけて消滅させています。これが土の浄化力です。ですから、人間が分解した物質を、どういう形でか自然に還す活動をしているのです。

その活動に、無数の目に見えない有効微生物が働いて土を変化させることが、自然農法栽培をしてわかりました。

驚きました。

ですから、この微生物を活用して、化学物質で汚染された土はもちろん、水や空気の浄化をはかり、健康な、本来の土や水や大気にすることが可能だと思いました。そして、もしそうなら、有効微生物群EMをはじめ同様の微生物の活用に、地球規模で取り組んでいただきたいと思いました。

鍬を持つ手を休めながら、ひとり自問自答しました。

自然栽培品の食生活

昔から、食は命なりと言われてきました。

化学肥料や農薬を使用しない耕地で自然に順応した作り方をした作物が食糧として最良であることは、明らかなことです。

しかし、敗戦による食糧危機に際しては、何よりも量を確保することが最急務でありました。それだけに、官民挙げてひたすら増産に取り組んできました。

食糧確保の痛切さは勢い、腐敗防止・長期保存を必要としたので、食品添加物が大手を振って使用されるようになりました。時には、添加物を使用していない食品は危険と思ったり、時代遅れと思う人もおりました。

さいわい私は、自然栽培の農産物を主とした食生活を実践してきましたので、添加物使用の食品の食べ難いことと共に、添加物が舌や咽喉にも感じられ、行く先を憂慮しておりました。

そのため、私の家では添加物使用の食品は極力さけました。また、食品添加物を研究しておられる先生の講演に出席して自然食につとめてきましたので、周囲の人達にもできるだけ伝えました。

田畑には年間必要な主食や野菜はもちろん、梅、柿、ぶどう他果樹からお茶まで、自給自足を予定して植え付け、栽培しましたので、多少なりとも他の人にも贈与することができました。

通称自然米は炊き増えがし、食べて腹持ちがよく、身体がしっかりするような感じがします。長い間食べ続けますと、体力の充実を感じます。

最近は、ほとんどの家が炊飯器を使います。私の家でも、朝、起床前に御飯は炊き上がっております。

炊飯器から私の寝室まで四曲りあり、二十メートルの廊下が通っております。お勝手はガラス障子で閉めておりますが、ご飯が炊ける頃からその香りが漂い、私の部屋の前の廊下まで充満します。食欲をそそる良い香りです。お客様に食べていただきますと、皆様、美味しいとおっしゃって下さいます。

胡瓜も人参も牛蒡も、すべての野菜が特有の香りが高く、菜類、葱等の葉ものは、総じて葉の色が黄味を帯びた緑色で、煮ると鮮明な緑色になります。いずれの野菜も、芯がいつまでもしっかり立っております。一般栽培の野菜は、芯から萎れていきますが、自然栽培の野菜は、周りが枯れても芯は最後までしっかりしているのです。

また、自然栽培のお茶は、製茶してやや緑色が薄く、いくぶん黄味を帯びておりますが、お湯を注ぐと、驚くほど鮮明な緑になります。一般栽培のお茶はその反対に濃緑色を呈しており、お湯を注ぐと黄緑色になります。

すべての野菜は、煮る前後に色が反対になるようです。化学肥料で栽培したものは濃緑色を呈しており、煮ると黄緑色になります。自然の強いものほど黄緑色をしておりますが、煮れば鮮明な緑色になります。

また、煮物の場合、自然栽培で自然の強いものほど早く煮え、しかも姿はきちっとして崩れません。そして、食べて軟らかです。噛むと、溶けるように、消えていくように、なります。

前にも書きましたように、私は数回の大病を患いました。なかでも十二指腸潰瘍と胃潰瘍の時には、一般の食事は受け付けませんでした。でも、自然栽培の食事は何の抵抗もなく食べられました。この自然食があったればこそ、血液の浄化がはかられ、大病でも体力を支えていただいて乗り越えることができたのだと思っております。

まことに自然食は、体験してみないと理解できない、大きな力をもっております。

長い間、自然食生活を続けるには、いろいろな努力がありました。特に厨房をあずかる人の努力は、またそれなりに大きな苦労もあったことと思います。なかでも最も心を砕いたことは、その野菜特有の味を生かすことです。調味料等で食べやすくすることもありますが、この点が最も大切なことです。そのものの味を出すということは、調味料は最小限の使用となるでしょう。この点が、現代の調理師や料理と全く違うところです。

そのもの個有の自然の味を生かした料理を常時食べておりますと、他の材料での料理との相違がハッキリわかります。この点、まず試してみることが大切なことと思います。

その努力によって八人の家族がそれほど医療のお世話にならないで過ごすことができました。そして年一年、健康になり、病気の不安のない家庭になりました。

自然食は、確実に家族の身体を変えました。

長い間に、病気の心配から解放され、病気が気にかからないようになりました。自然食そのものが健康ですから、血液が健康な浄血となり、病気の原因が身体の中になくなってゆくので、自然と病気が気にならなくなるのではないかと思うこの頃です。

あとがき

　ここに書いたことはすべて、私の自己体験でありますので、一冊の本として残すことは躊躇しました。汗顔これに過ぐるものはありません。

　しかし、世の中には私以上に苦しんでいる方も多数おられることと思いますと、その方達も皆健康になり、幸せな人生を送りますようにと、勇を鼓して筆をとりました。

　病気は浄化作用であることを体験した現在、青い鳥は山の彼方にいるのではなく、自分の中におったのでございます。

「求めよ、さらば与えられん」とおっしゃった方がいました。

「病気は浄化作用」とは真実のことでありますので、求めて進めば、必ず与えられることを、私はようやく信じられたのです。

　現在の私は、長い間の病気の不安から脱却し、安心の毎日になりました。

かえらじとかねて思ひしいたつきも
幾度か経し今日のわれかも

医術浄霊も、最初は大きな抵抗を感じましたが、今では優れた最高の病気解決の力であると思っております。

その力の根源は、各自に生まれながら天から与えられておる自然治癒力と同根であることがわかり、真の自分作りの心が芽生えてきました。

自然栽培を自分でしてみて、自然のもつ不思議さを改めて勉強しました。

自然食品を常時食用しておりますと、それまでの一般の食材料に対し自然食の優れているのがよくわかります。食べものからも病気が影響を受けており、時には病気の誘因になっているのではないかと思っております。

顧みまして、約四十年間、岡田茂吉師の哲学の学びと実践を通し、時に右顧左眄《うこさべん》、時に迷いながらも、自分なりに努力して今日に至りました。

現代は難病、奇病、多病の社会状態です。中年以上の人の多くは薬を頼りに健康を保持しようと努力している、異常な世の中になりました。自分の身体の健康はどうすれば良いのかわからなくなって、医薬一辺倒の生活をする人がほとんどになっている時代です。

かつての私は、そのような生活が最良と思って努めていました。しかし、医薬に頼るほど、身体が変になりました。それが岡田師の「病気は浄化作用」の哲学の実践により健康になり、今では、自分で自分の身体がよくわかります。悪いところは自分の力の浄化力（自然治癒力）で大方は解決しておりますので、不安もなく諸事に当たっております。

また、自然栽培の実践を通して数多くのことを学びました。収穫された自然食生活ですので、自然の幸そのものの味、香り、色等が生かされ、私には最高の食事であります。私は健康になったばかりでなく、運命が好転したのが感じられるこの頃です。

なお、本文中、言葉足らずでお分かりになりにくい箇所があるかと思いますが、お詫び申し上げます。また、住所ご不明でご連絡のできなかった方は仮名にさせていただきました。ご寛容下さい。ご芳名の記載をご了承下さいました方々ならびに資料・写真を提供して下さった各位の皆様のご支援に心から感謝し、お礼申し上げます。

〈著者略歴〉

佐野　均（さの　ひとし）

大正９年　山梨県に生まれる。
昭和36年　世界救世教入信。以後、布教所所長や県代表を歴任。
平成２年　教主室直属担当（嘱託）、ＭＯＡ総裁室直属担当（嘱託）。
平成10年　浄化健康研究所設立。

よみがえる健康 —— 血液をきれいにすれば病気は治る

2000年８月１日　　初版第１刷発行

著　者　佐野　均
発行者　瓜谷　綱延
発行所　株式会社　文芸社
〒112-0004　東京都文京区後楽2-23-12
電話　03-3814-1177（代表）
03-3814-2455（営業）
振替　00190-8-728265
印刷所　株式会社エーヴィスシステムズ

ISBN4-8355-0436-4 C0095